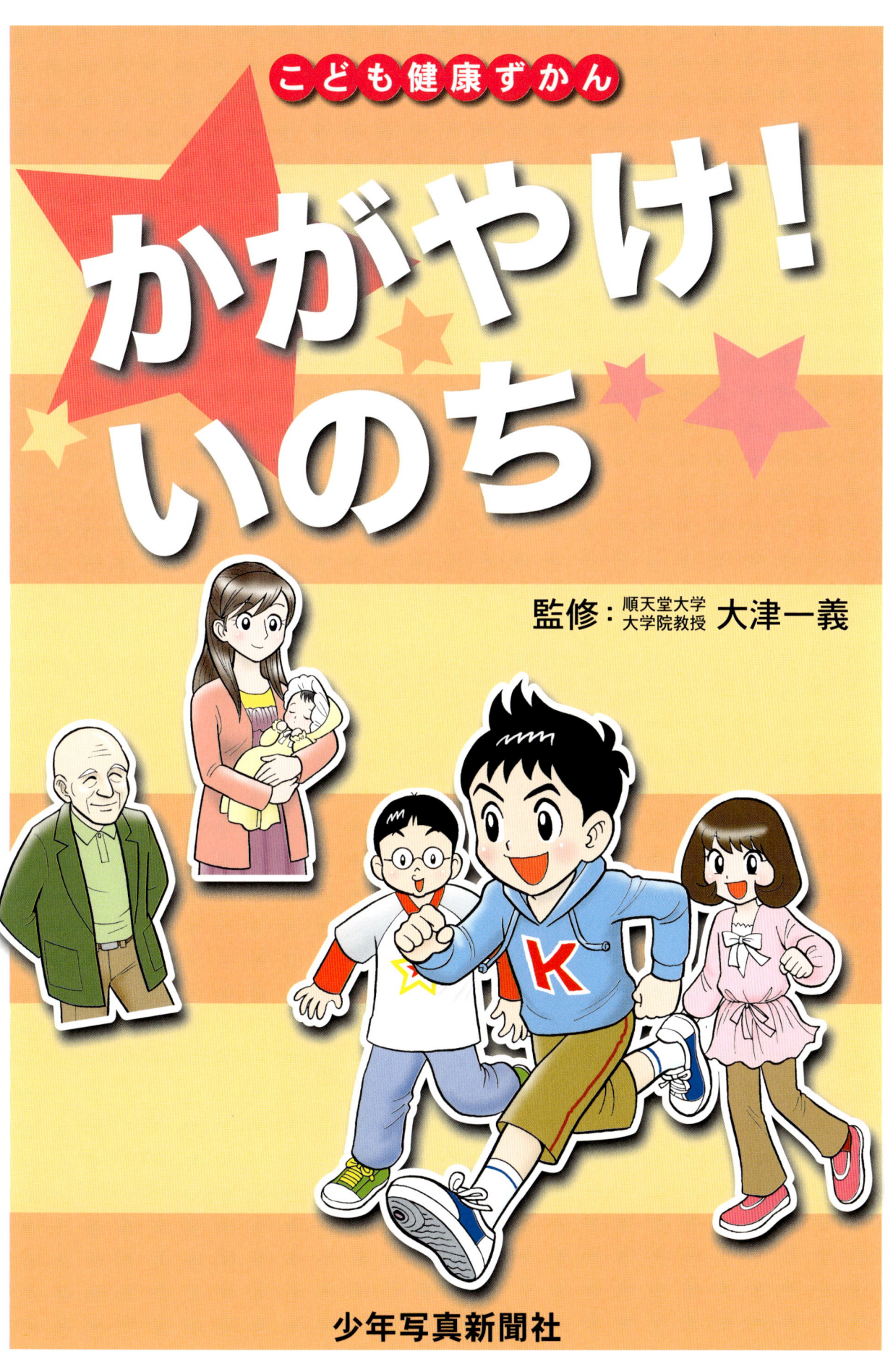

✤ もくじ ✤

いのちがはじまる　　　　　　　　　　8

赤ちゃんを育てるところ（子宮）　　　10

体ができはじめる　　　　　　　　　12

赤ちゃんらしくなりました　　　　　　14

温かい羊水に包まれて　　　　　　　16

おなかの中の赤ちゃんの暮らし　　　18

赤ちゃんが生まれるよ　　　　　　　20

こんにちは赤ちゃん　　　　　　　　22

すくすく育ってね　　　　　　　　　24

受けつがれるいのち　　　　　　　　30

自分らしさを生かす	32
限られたいのち	34
人生をいきいきと	36
苦しみに向き合う力	38
「聴くこと」はいのちのケア	40
わたしたちは地球市民	42
わたしが生まれたときのこと インタビューシート	44
あとがき	46
さくいん	47

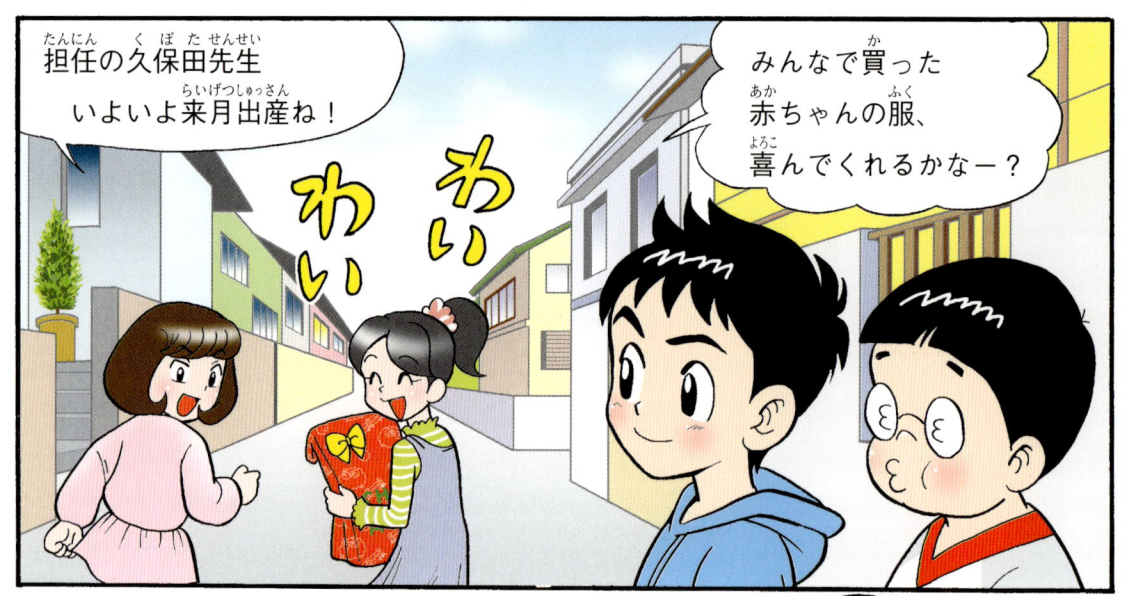
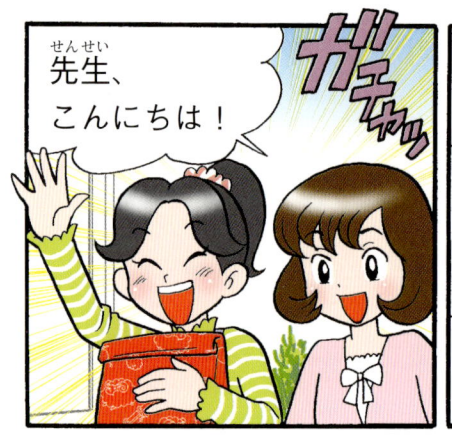
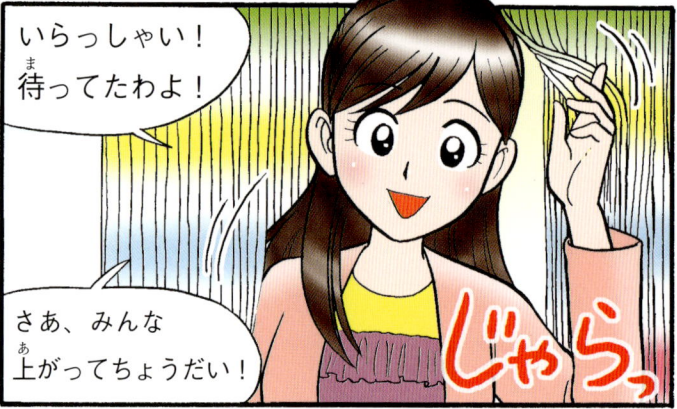
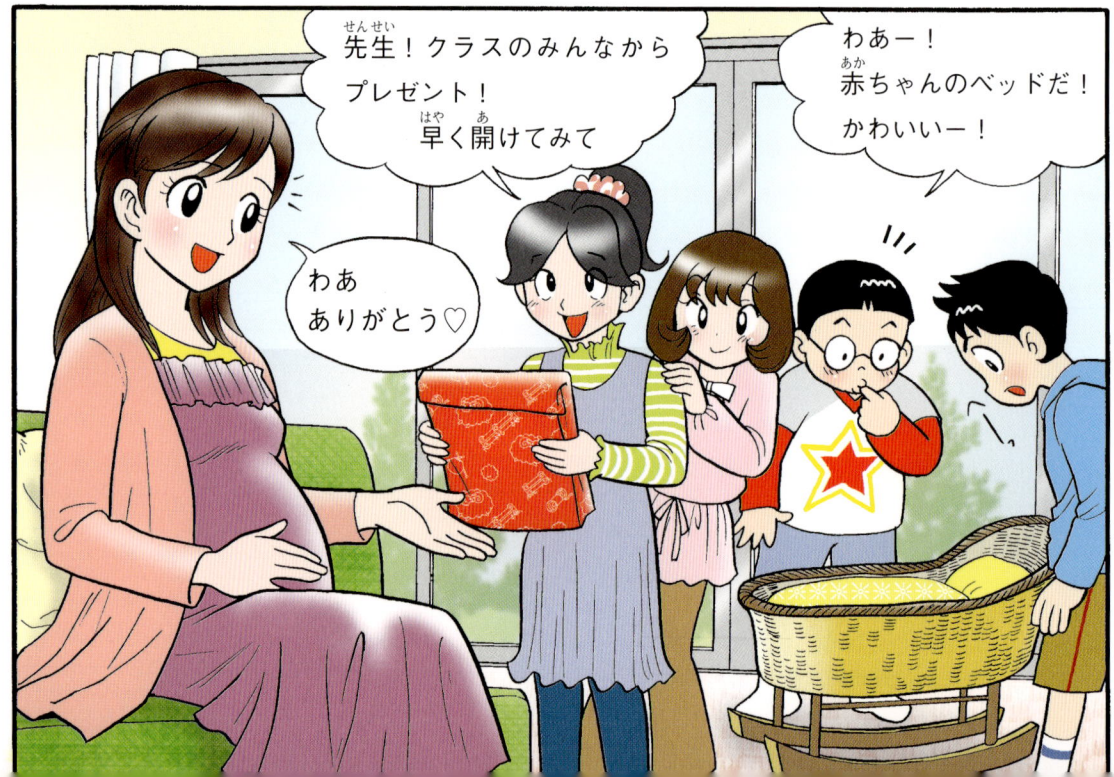

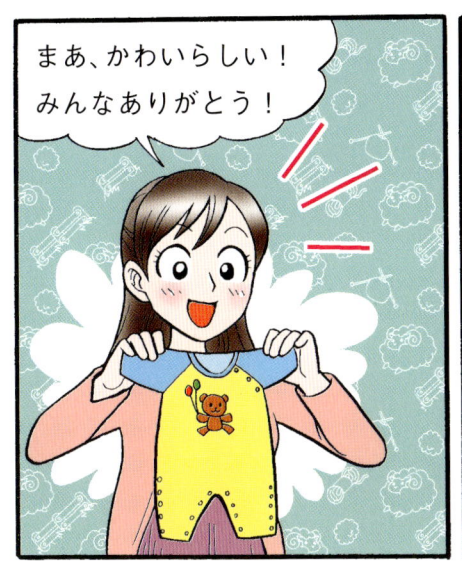
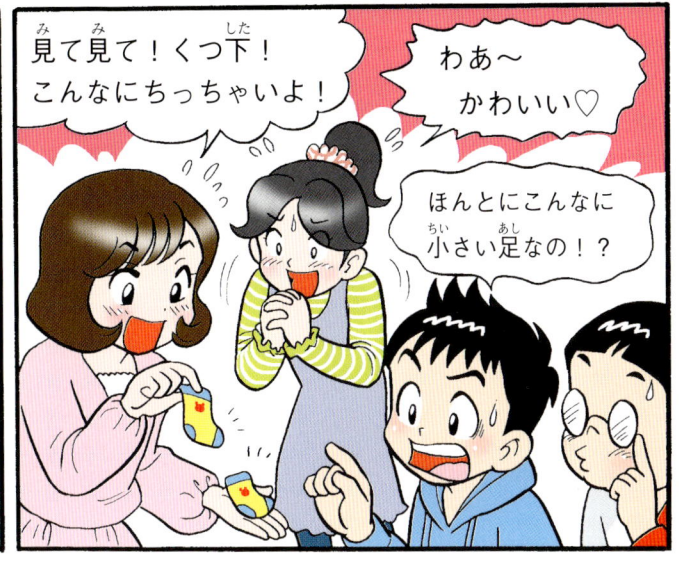
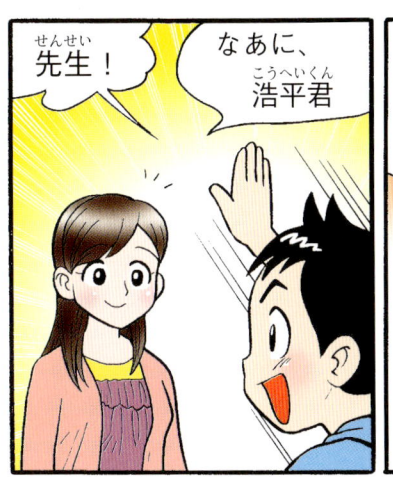
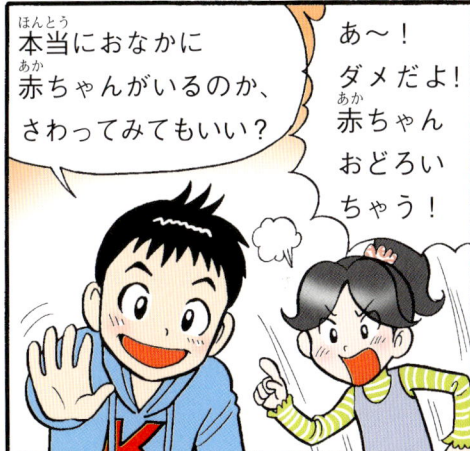
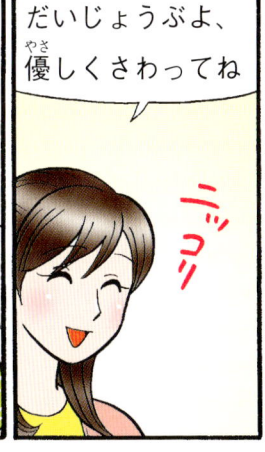
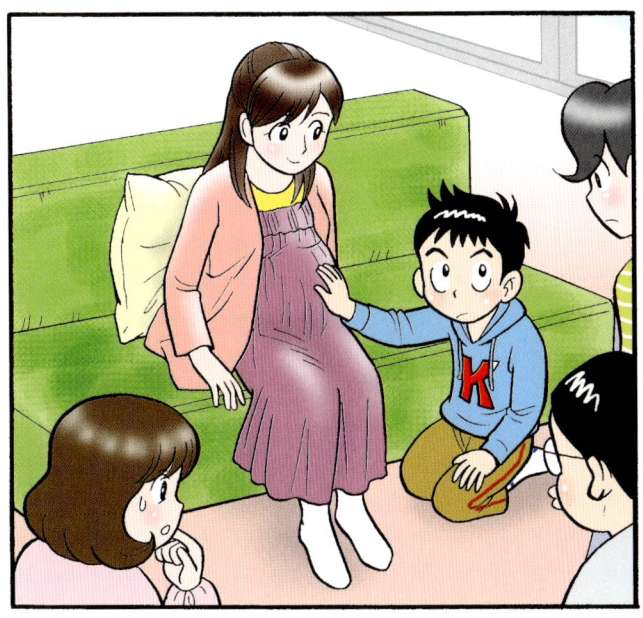
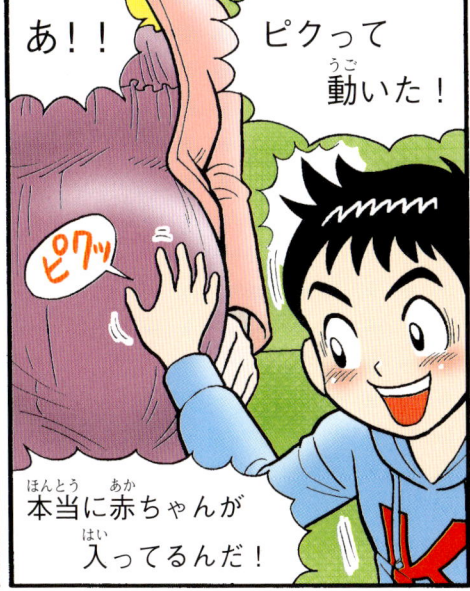

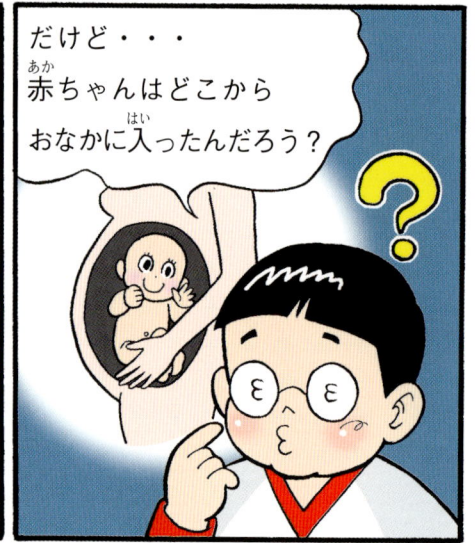
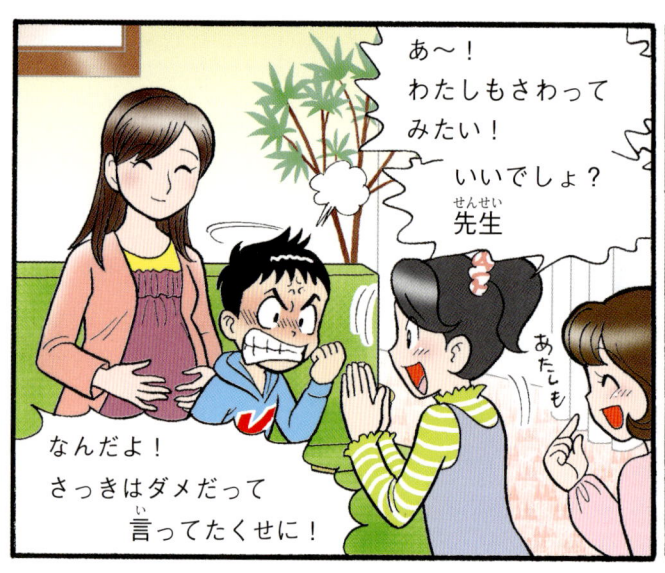
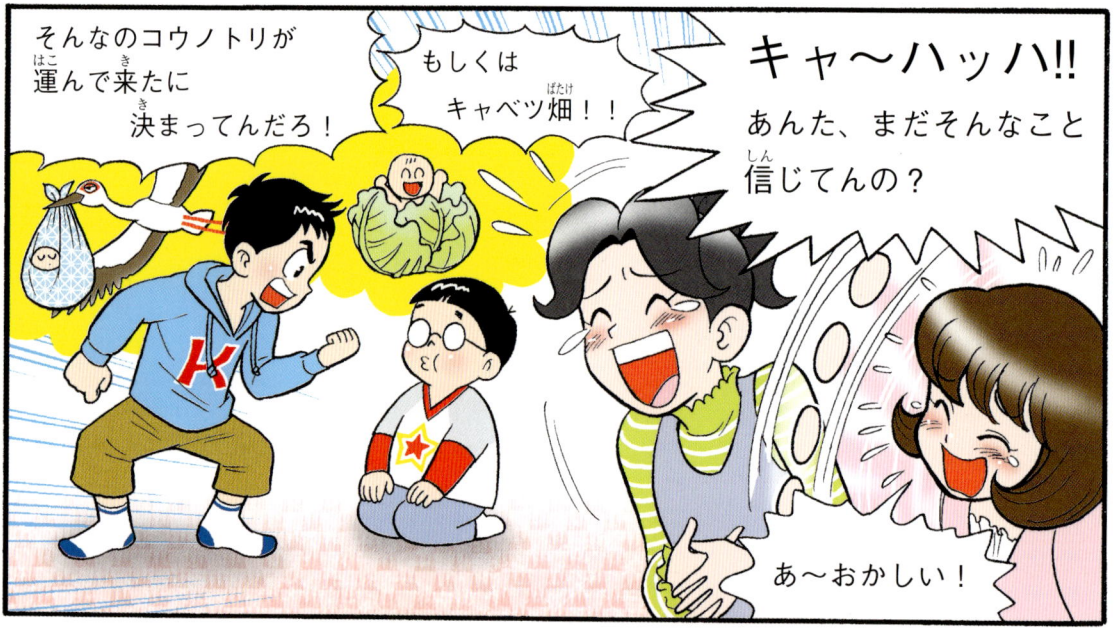
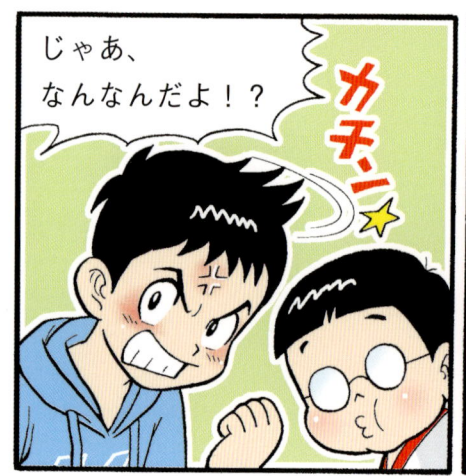
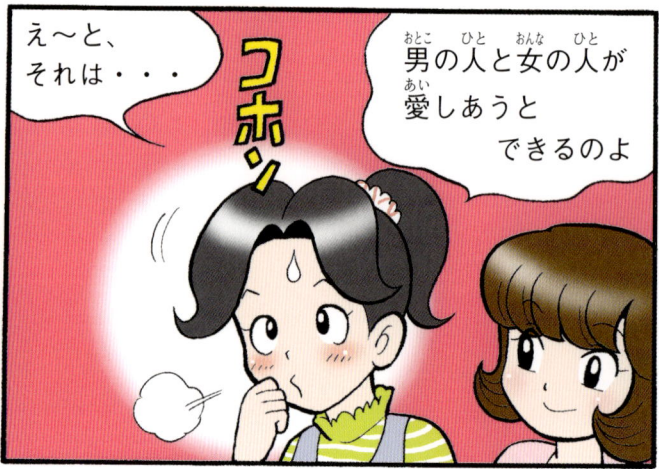

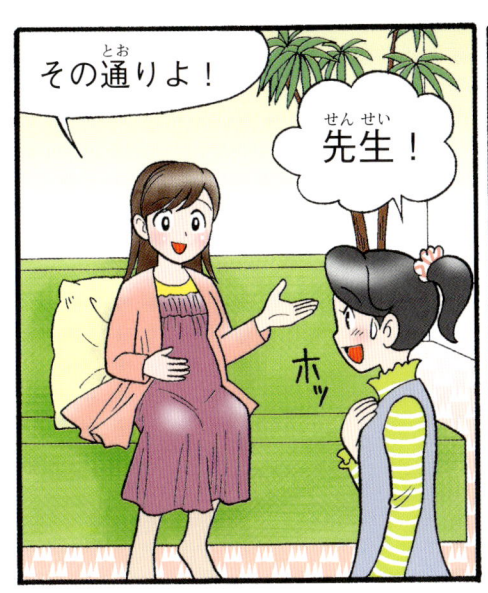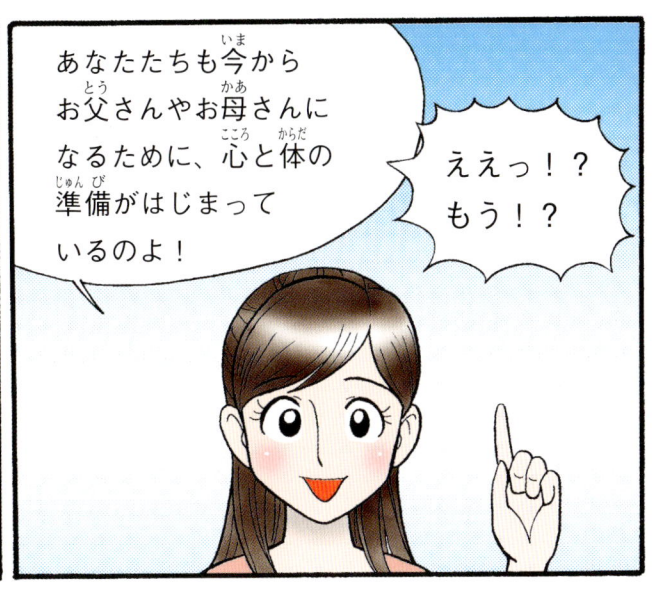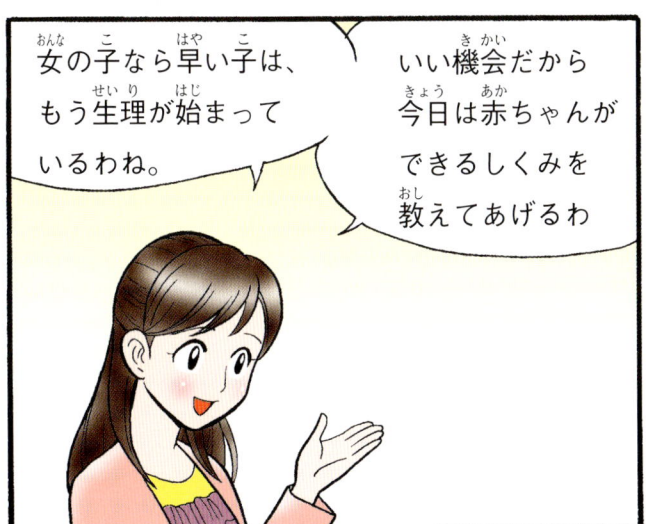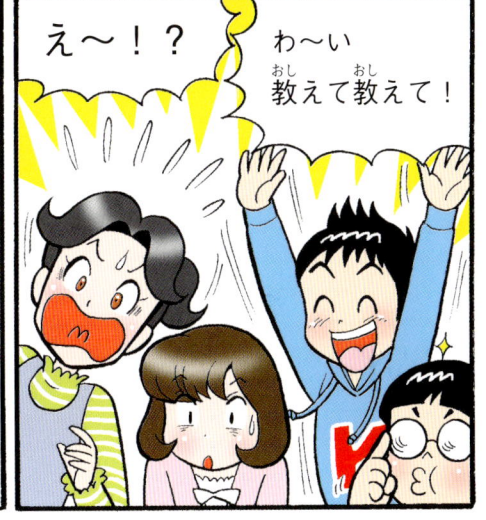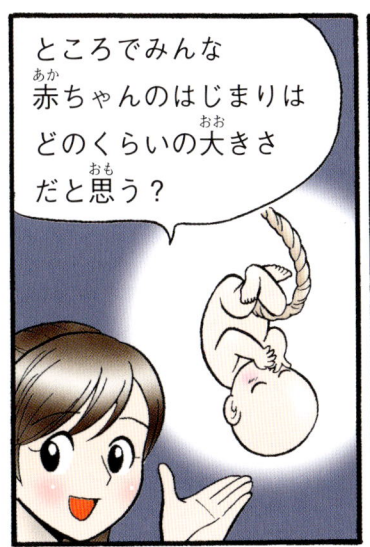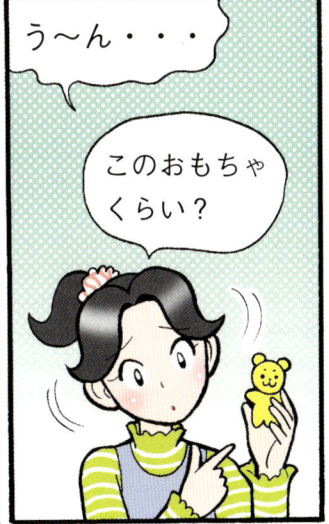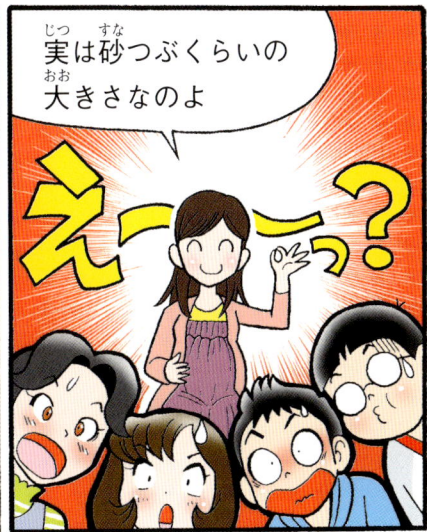

いのちがはじまる

いのちのはじまりは

自分がどうやって生まれてきたのか不思議に思ったことはありませんか？"コウノトリが運ぶ"というお話もありますが、ここでは科学的に説明します。あなたが生まれる前、お父さんとお母さんが出会いました。おとなの男女が性交すると、男性の精子が、女性の子宮内に送られます。このとき、卵管にいる卵子と、精子が出会うと、1つの細胞になります。これが赤ちゃんのはじまりです。

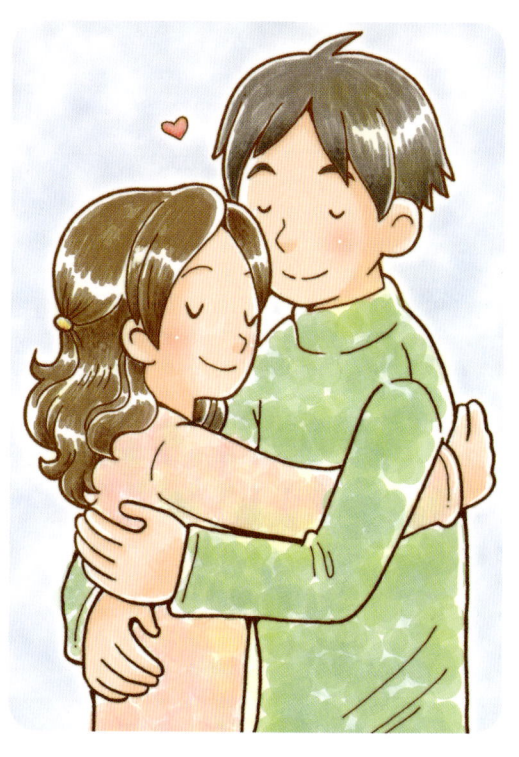

いのちのもと

女性は月1度、卵巣から1個の卵子を排出します（排卵）。一方、男性の精子は毎日つくられ、1回の射精で外に出る数は、およそ3億個ほどにもなります。でもそのうち、卵子と出会い、受精できるのはたったの1個だけです。

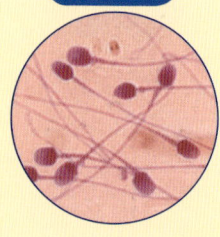

精子

0.05mmほどの大きさ。長いしっぽをふって、自分の長さの何千倍ものきょりを進みます。

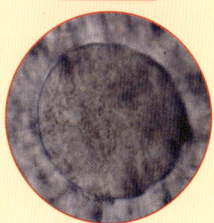

卵子

0.1mmほどの大きさ。排卵して24時間の間、卵管の中で精子を待っています。

卵子と精子の出会い(受精)

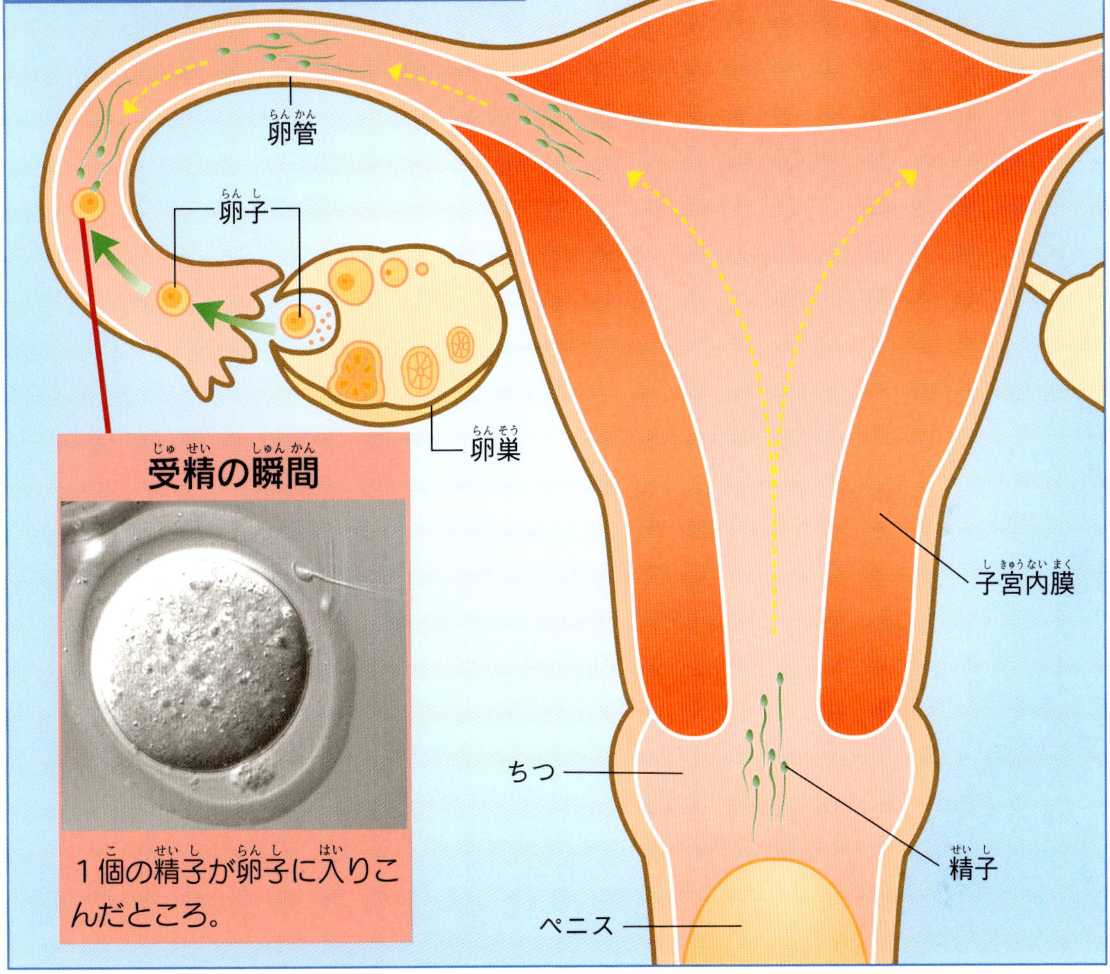

- 卵管
- 卵子
- 卵巣
- 子宮内膜
- ちつ
- 精子
- ペニス

受精の瞬間

1個の精子が卵子に入りこんだところ。

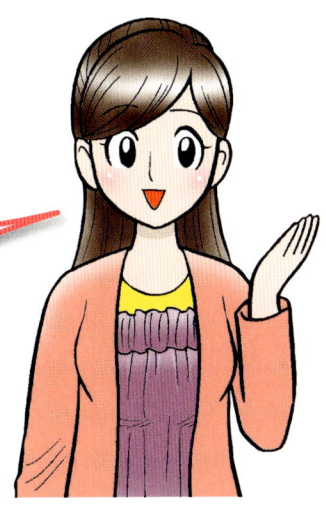

受精卵は、わずか約0.1mm。
目に見えるかどうかぎりぎりの大きさです。
砂つぶみたいな細胞が、大きな赤ちゃんに育つなんて、いのちの力はすごいわね!

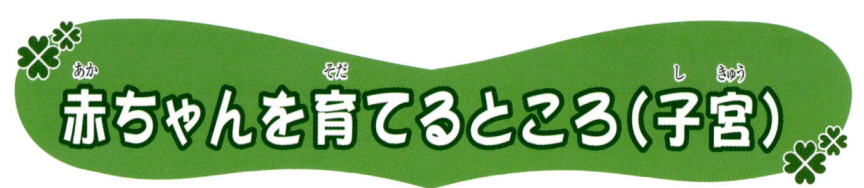

子宮へ向かう受精卵

　卵管で出会った卵子と精子が、受精卵になると、細胞分裂をくり返しながら、赤ちゃんを育てる部屋である子宮へと向かいます。およそ1週間かかって子宮にたどりつくと、子宮内膜にもぐりこみます（着床）。これで、赤ちゃんに育ちはじめる準備ができました。このとき、まだお母さんは気づいていません。

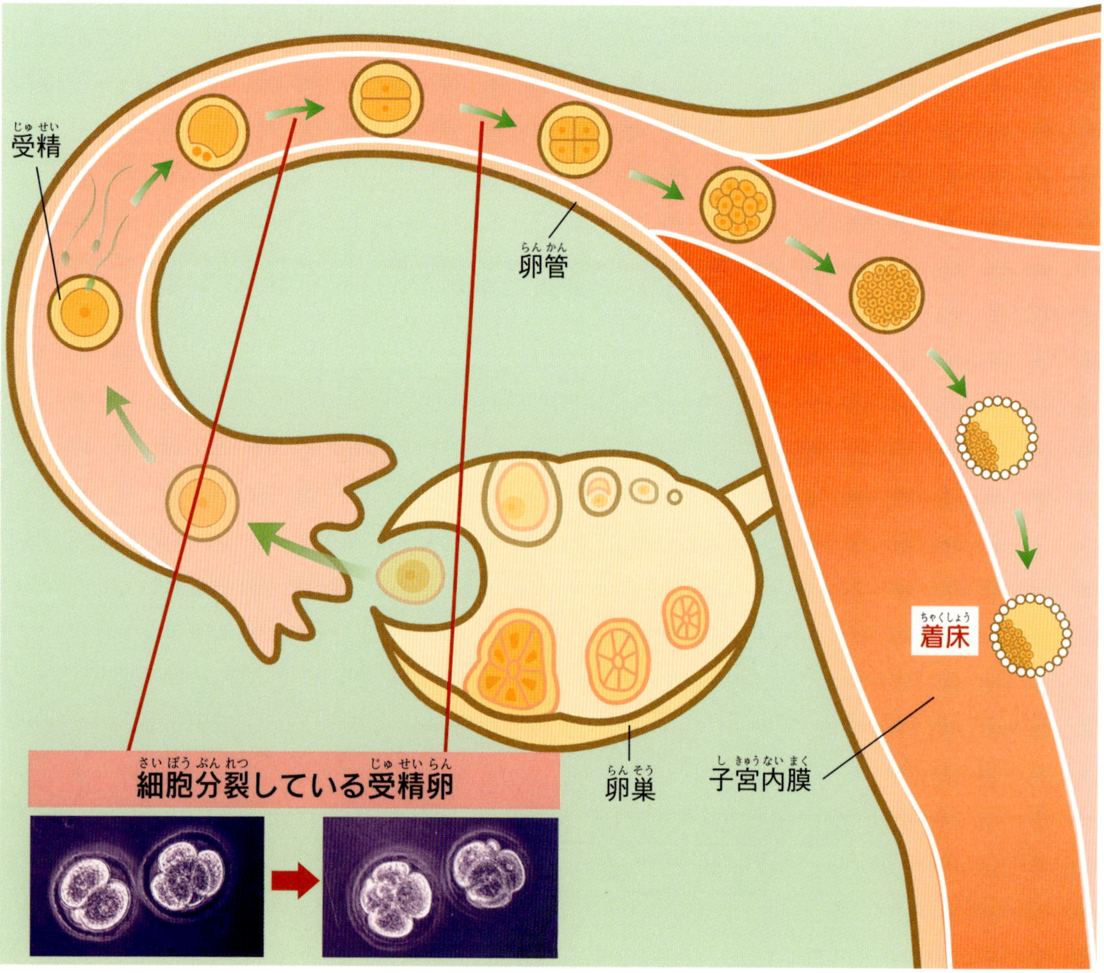

細胞分裂している受精卵

赤ちゃんを育てる特別な部屋 子宮

　お母さんの子宮は、小さなつぶみたいないのちのもとが、赤ちゃんに育っていく特別の部屋です。ふだんは、にわとりの卵くらいの大きさですが、赤ちゃんを育てはじめると、どんどん大きくなっていきます。色は、赤とピンクの中間みたいな色をしています。
　子宮は毎月、子宮内膜をぶ厚く、ふかふかにして、受精卵が来たときに優しく受け止めるためのベッドをつくっているのです。

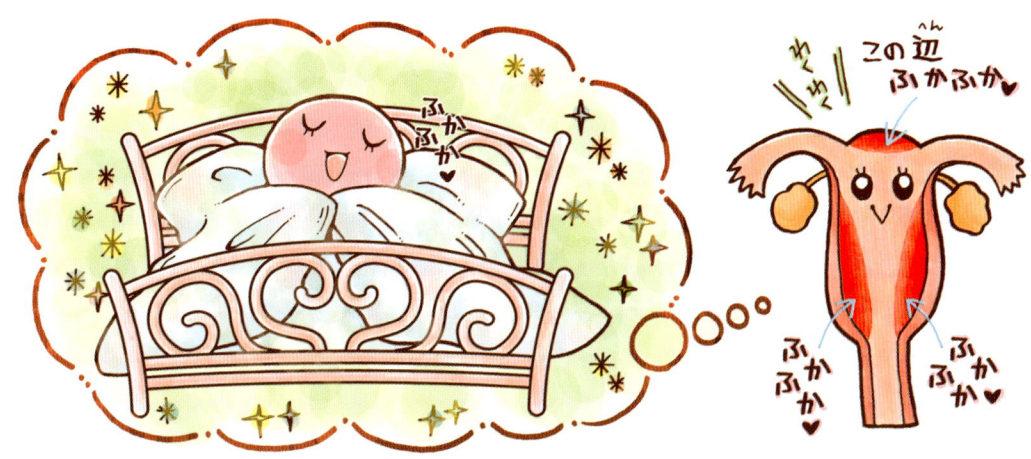

月経は赤ちゃんを育てるベッドが流れ出たもの

　でも、受精卵が来ないときには、このベッドははがれて、外へと出てしまいます。これが月経です。
　受精卵が着床すると、このベッドを保つために、赤ちゃんが生まれるまで月経は起こらなくなります。

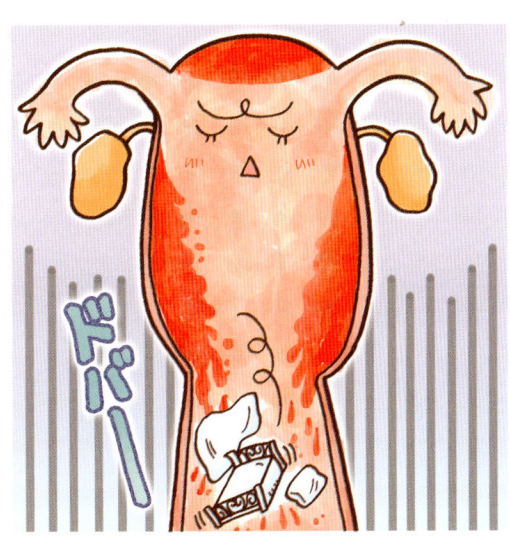

体ができはじめる

ものすごいスピードで育っている！

　子宮内に着床した受精卵は、すごい速さで成長し、どんどん姿が変わっていきます。生まれてからの成長と比べると、おどろくようなスピードです。また、この時期にお母さんが飲んだ薬は、赤ちゃんの成長にえいきょうするので、十分気をつけなくてはいけません。

受精してから3週目くらい

　えらやしっぽがあって、魚のような形をしていますが、脳や心臓などの器官がつくられはじめています。身長は6〜7mmほどです。月経がおくれることでお母さんがおなかの中の新しいいのちに気づきます。

受精してから4週目くらい

　オールのような形の手が現れてきます。足や鼻の穴、目の形もわかってきます。身長は14〜15mmほどです。

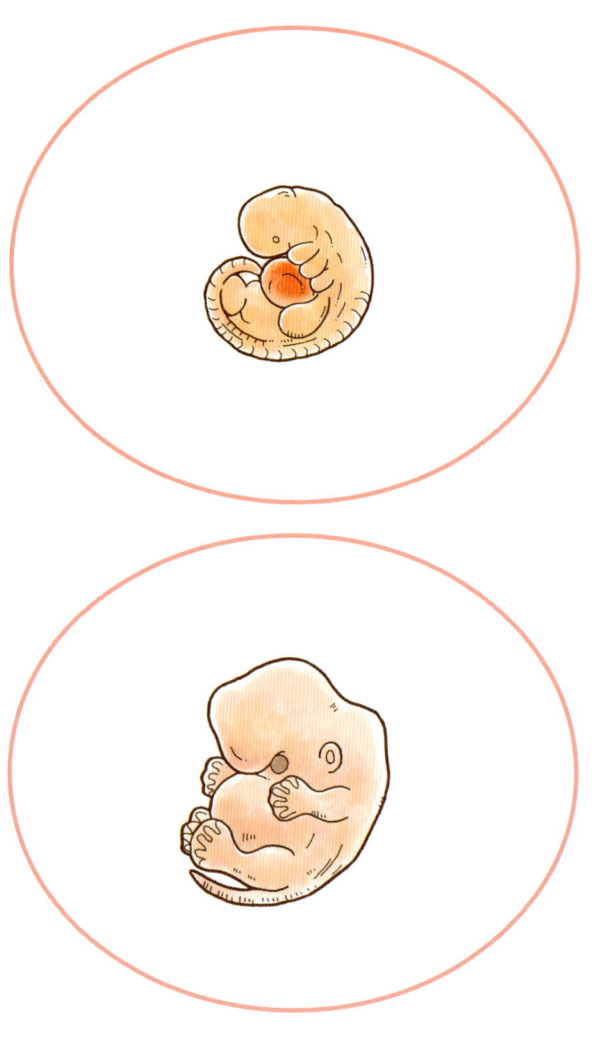

受精してから5週目くらい

しっぽがだんだん短くなって、手の先が分かれて手のひらの形がはっきりしてきます。身長は17〜18mmほどです。

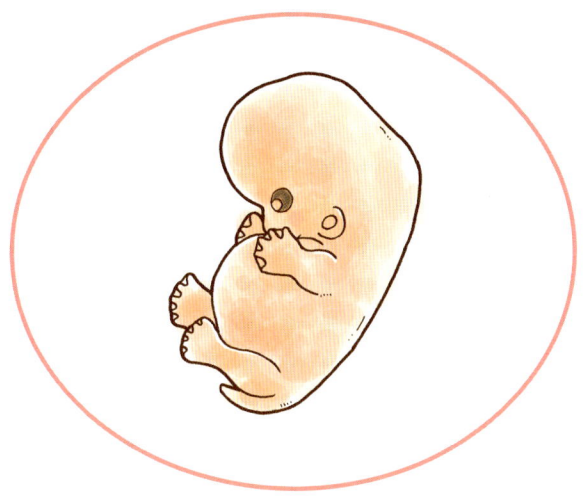

受精してから6週目くらい

ぐんと人間らしくなってきました。身長は2〜2.5cmくらいで、受精卵のおよそ1000倍もの体重になっています。

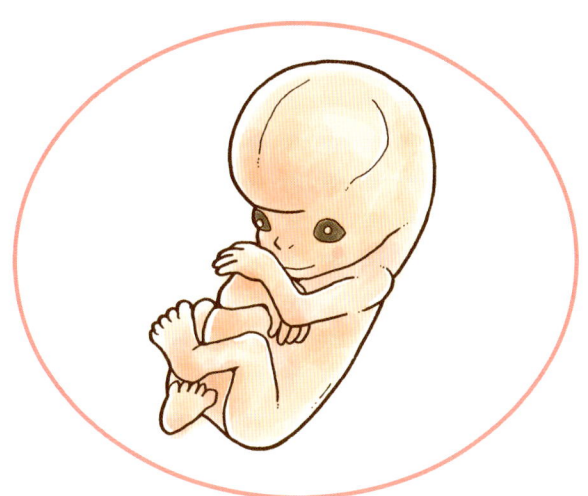

魚みたいな赤ちゃんの不思議

着床してからしばらくの間の赤ちゃんには、しっぽやえらなどまるで魚のような特ちょうがありますが、やがて消えていきます。その様子は、約36億年前に、海に発生した生物のこれまでの進化の過程によく似ているといわれています。

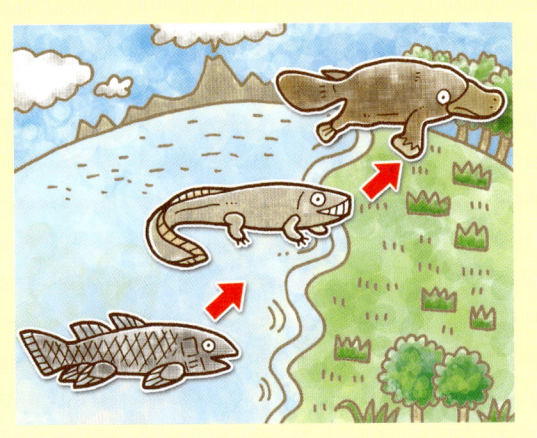

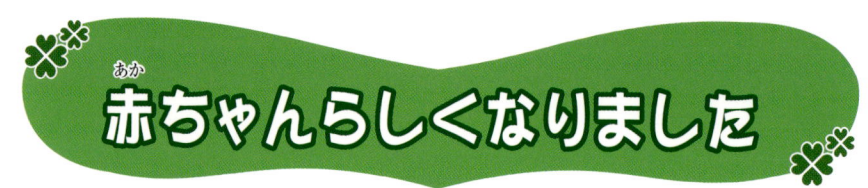

赤ちゃんらしくなりました

小さな人間の形に

　受精してから2か月くらいたつと、小さな体のなかにおとなにあるすべての器官がそろいます。しっぽも消えて、どう体と手足が発達して3頭身になり、すっかり人間らしい姿になります。

　このころには、性器も男女のちがいが形づくられるようになります。

　4か月くらいたつと、赤ちゃんがおなかをポコポコけるのに、お母さんが気づくようになりますが、実はその前から、赤ちゃんはおなかの中で自由に泳ぎまわったり、手足を動かしたりしています。

　お母さんのおなかの大きさが目立ってくるころには、赤ちゃんにはやわらかいしぼうがついて、丸みを帯びた体つきになっていきます。

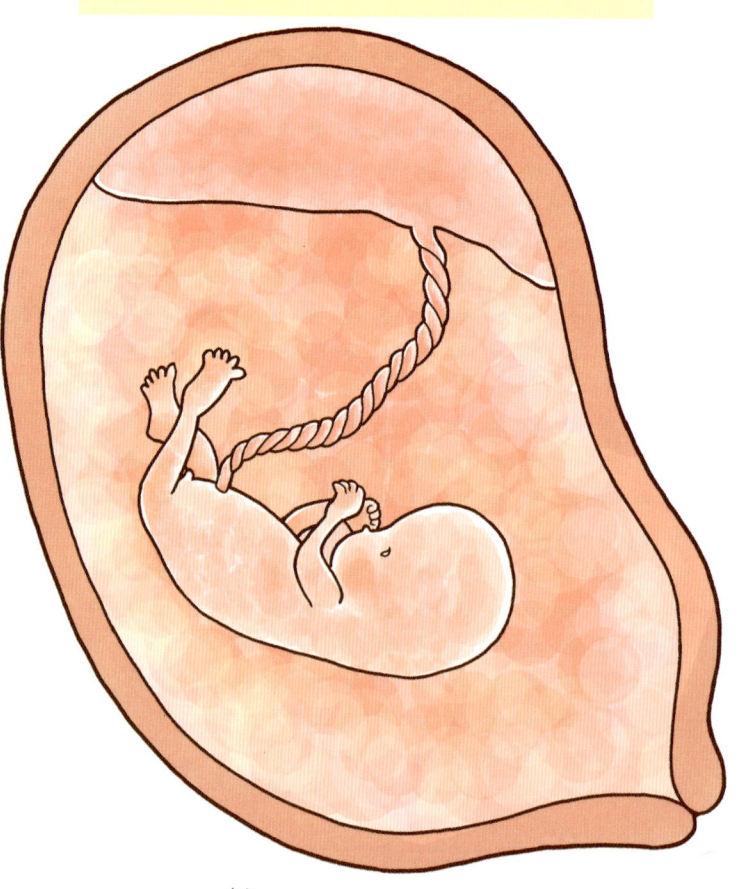

**実物の赤ちゃんの大きさ　およそ7cm
（受精後3か月くらい）**

超音波で赤ちゃんにこんにちは

病院などで、超音波を当てて、はね返ってくる音波のこだまの形から、赤ちゃんの様子を映し出して見ることができます。

この機械で、赤ちゃんが元気に育っているかどうかを調べます。男の子か女の子かもここでわかります。

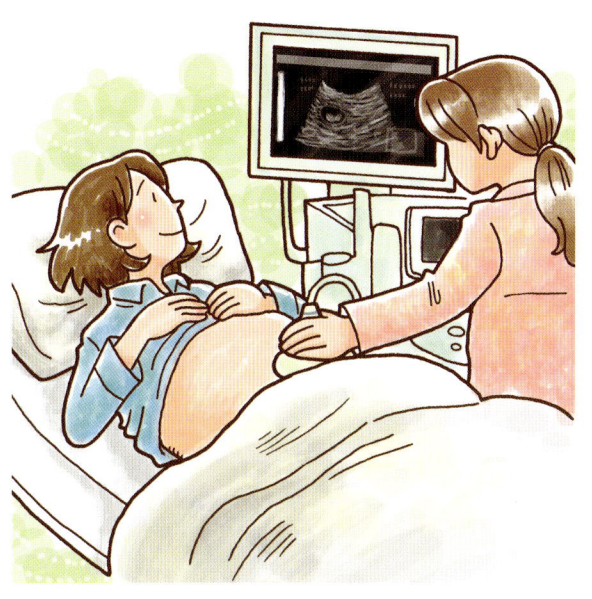

どんどん形づくられる体

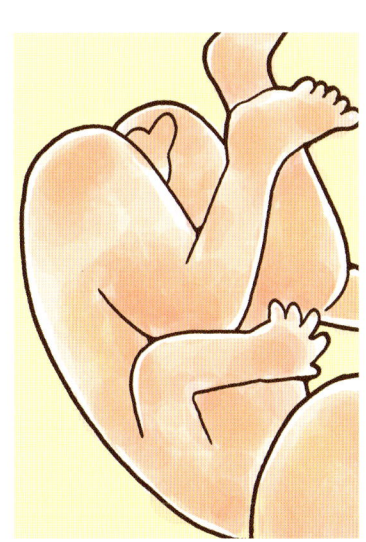

男女のちがいがはっきりしてきます。(受精後3か月くらい)

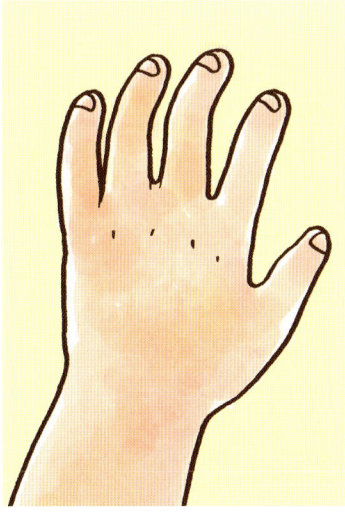

手や足の指先につめがつくられはじめています。(受精後4か月くらい)

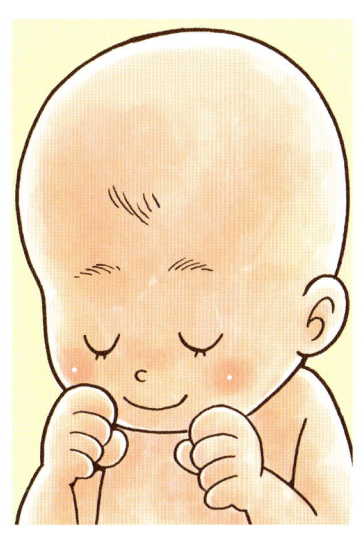

まつげやかみの毛が生えてきます。(受精後4か月くらい)

温かい羊水に包まれて

おなかの中は居心地ばつぐん！

赤ちゃんは、羊水というあたたかい水に包まれて育っています。

羊水は、万が一お母さんが転んでも、ショックをやわらげてくれるクッションになってくれたり、体温を保ったりしてくれています。また、生まれるときに赤ちゃんが通る道を通りやすくする働きもあります。

この水は、大昔の海の成分に近いと考えられています。

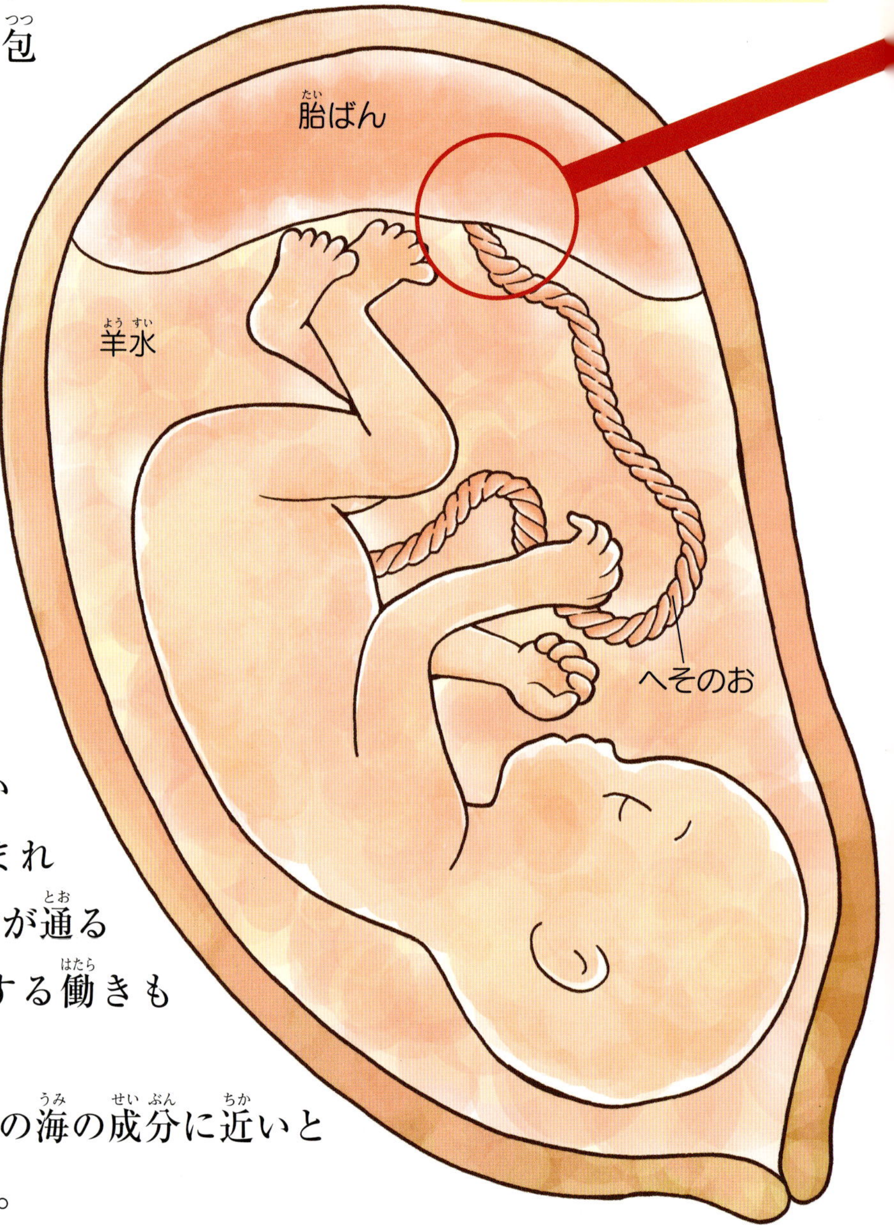

実物の赤ちゃんの大きさ
およそ16cm
（受精後約4か月くらい）

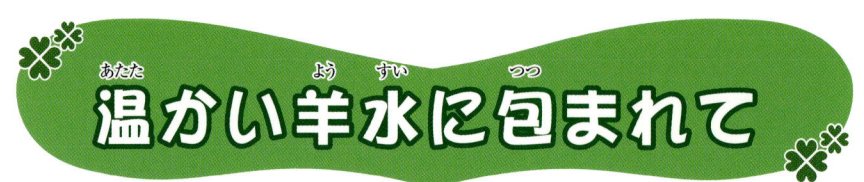

胎ばん
羊水
へそのお

へそのおは3本の管

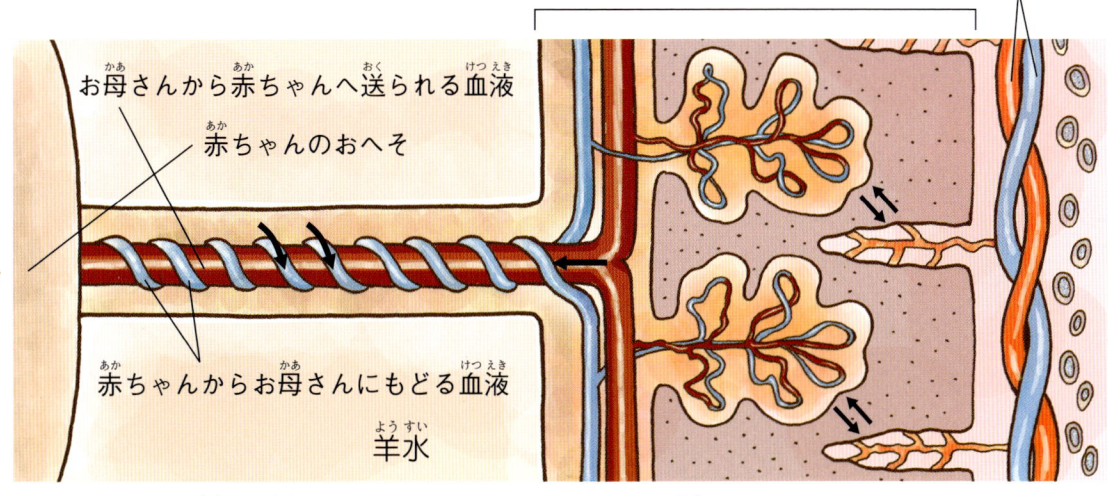

おなかの中の赤ちゃんは、へそからお母さんにつながれたホースで栄養と酸素をもらうので、ご飯を食べたり、息をしたりしません。このホースはへそのおといって、3本の血管からできています。1本は栄養や酸素をお母さんからもらうため、2本は酸素のかすや老はい物をお母さんにもどすために使います。胎ばんは、お母さんの血液の中の栄養や酸素を赤ちゃんに送ったり、赤ちゃんから来た血液の中の老はい物をきれいにして、お母さんにもどす働きをします。

赤ちゃんはうんちをしないの？

赤ちゃんはご飯を食べないので、あまりうんちはできませんが、生まれたときに、初めてうんちをします。

また、赤ちゃんは羊水を飲んで、おしっこをしています。しかし、おしっこといっても、老はい物はへそのおからお母さんに返しているので、きたなくありません。

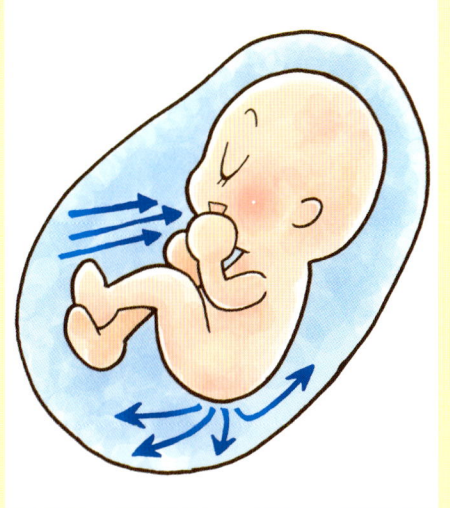

おなかの中の赤ちゃんの暮らし

お母さんのおなかの中にいる赤ちゃんは、どんな暮らしをしているのでしょう。

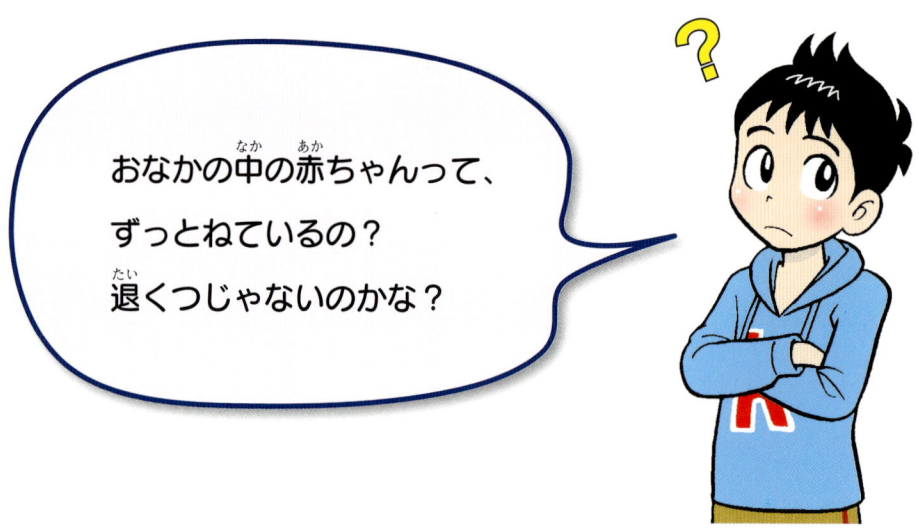

おなかの中の赤ちゃんって、
ずっとねているの？
退くつじゃないのかな？

赤ちゃんも起きたりねむったりしているよ

赤ちゃんもねむったり、起きたりしています。ねているときに、夢を見ることもあるようです。

でも、みんなとはちょっとちがって、夜にねて、朝に起きるようなリズムはまだできていません。

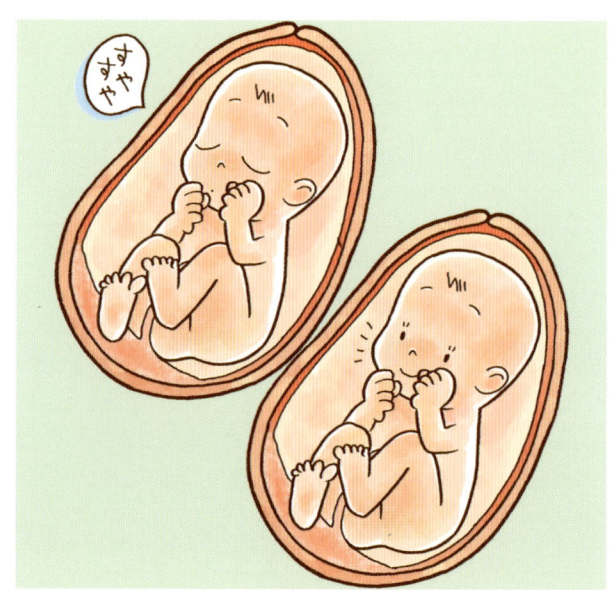

音や光に気づいているよ

半年もたつと赤ちゃんの耳は、いろいろな音が聞こえるようになります。でもまだはっきりとは聞こえません。また、ぼんやりと外の光を感じていますが、きちんと目が見えるようになるのは生まれてからです。

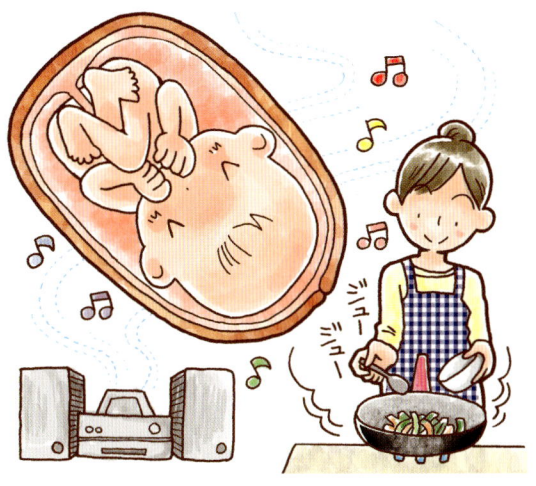

おっぱいを吸う練習をしているよ

赤ちゃんは、おなかの中でさかんに指しゃぶりをします。これは、生まれたら、たっぷりおっぱいを飲めるようにするための練習とも、自分を確認するしぐさともいわれています。

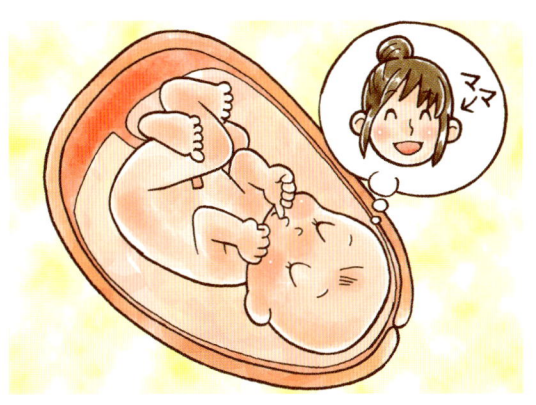

はいはい、あんよの練習をしているよ

お母さんの子宮のかべをつたって、手と足を動かしたり、歩くようなしぐさをしたり、生まれてから必要な動きのための準備運動をしています。

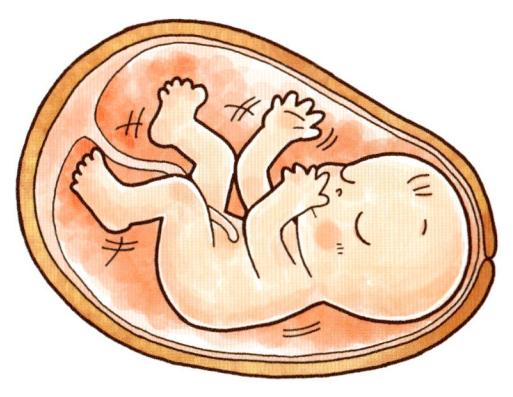

赤ちゃんが生まれるよ

赤ちゃんが生まれる合図 じん痛

　10か月ほどたつと、赤ちゃんは子宮の外に出ても生きていける準備が整います。生まれる日が近づくと、たいていの赤ちゃんは自分から頭を下に向けるポーズをとって待ちます。体の中で一番大きな頭が出れば、後が通りやすいからです。でも、中には足やおしりを下にしている子もいます。この場合、頭がつかえて危険なことがあるので、手術でおなかから取り出すこともあります（帝王切開）。

　いよいよ出産のときには、赤ちゃんが「外に出るよ！」というサインをお母さんに出します。すると、子宮がゆっくりとポンプのようにのび縮みをはじめます（じん痛）。ののび縮みによって子宮の入り口が開き、赤ちゃんを通せるようにするのです。

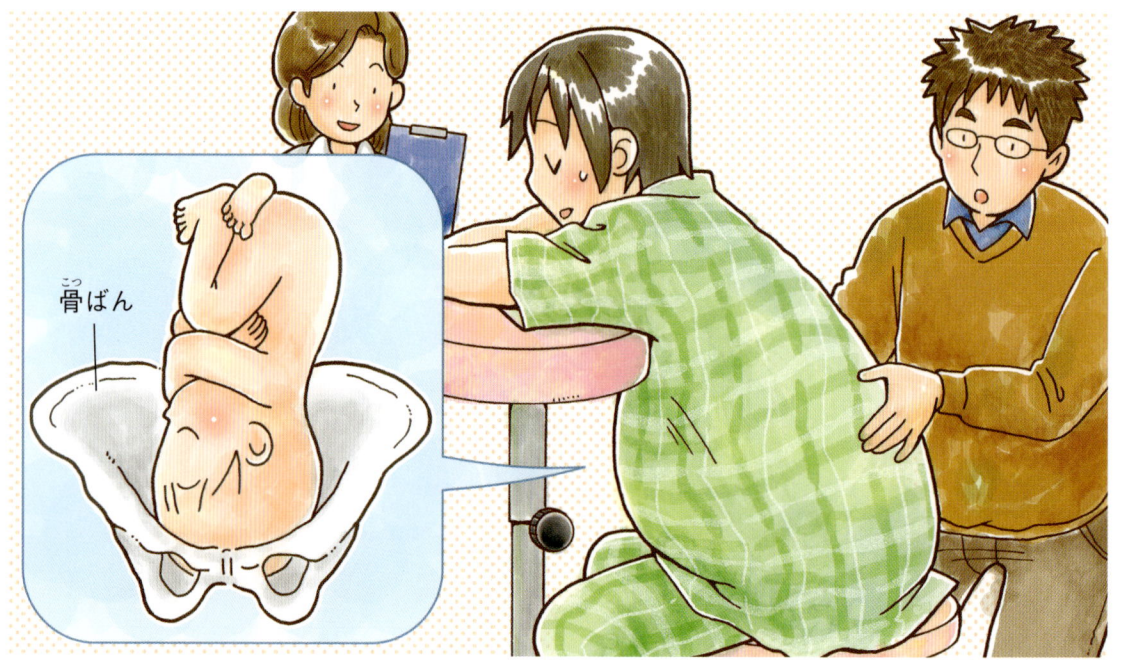

くるくる回りながら、生まれてくる赤ちゃん

　生まれるとき、子宮の入り口は最大10cmくらいまで開きます。赤ちゃんの入った子宮を支えるお母さんの骨ばんは、赤ちゃんを通すために、やわらかく広がりますが、赤ちゃんも自分の頭の骨のつなぎ目を動かして形を変えたり、くるっと回ったりして、せまい道を通る工夫をします。

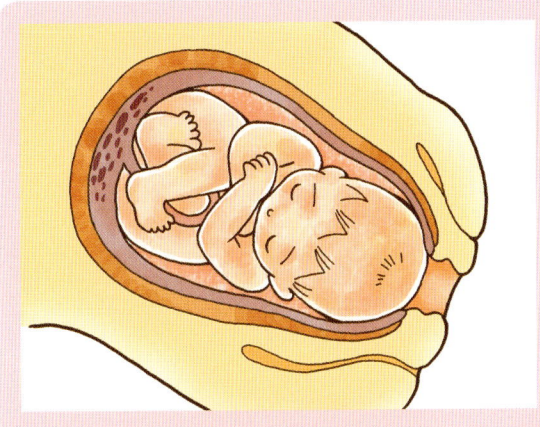

① 子宮の入り口が広がりはじめ、羊水が流れ出します。

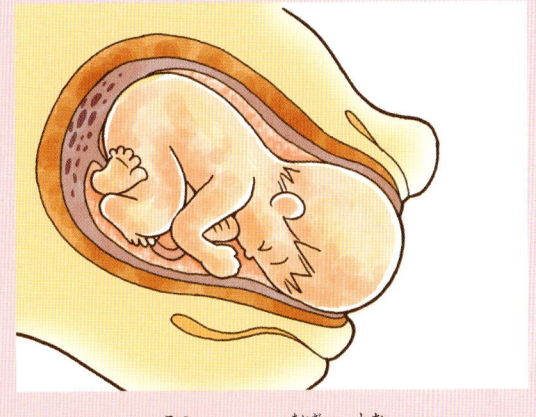

② せまい骨ばんの間を通るために、頭の向きを変えて回ります。

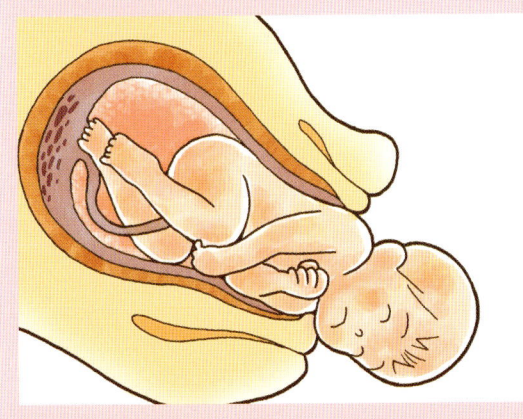

③ 足をのばしながら、左右の肩を順番に出します。

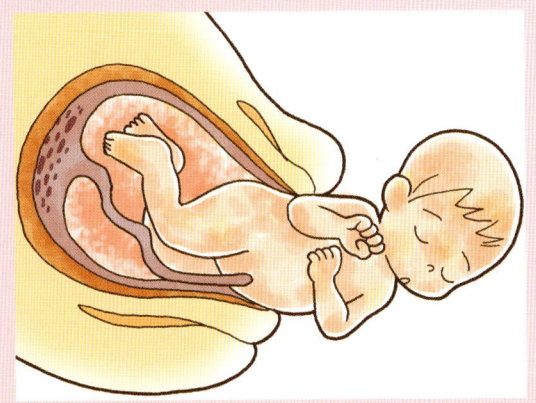

④ 肩が出た後はスムーズに出ます。

こんにちは 赤ちゃん

生まれてすぐの泣き声

赤ちゃんが生まれると、"おぎゃー"という大きな声が部屋にひびきわたります。これは、赤ちゃんが初めて息を吸いこんだ瞬間、それまでぺたんこだった肺に、空気が勢いよく入ってふくらみ、吸いこんだ息をはき出すときに出る声です。生まれ立ての赤ちゃんが、大きな声で泣くということは、自分で呼吸ができることをしめすサインなのです。

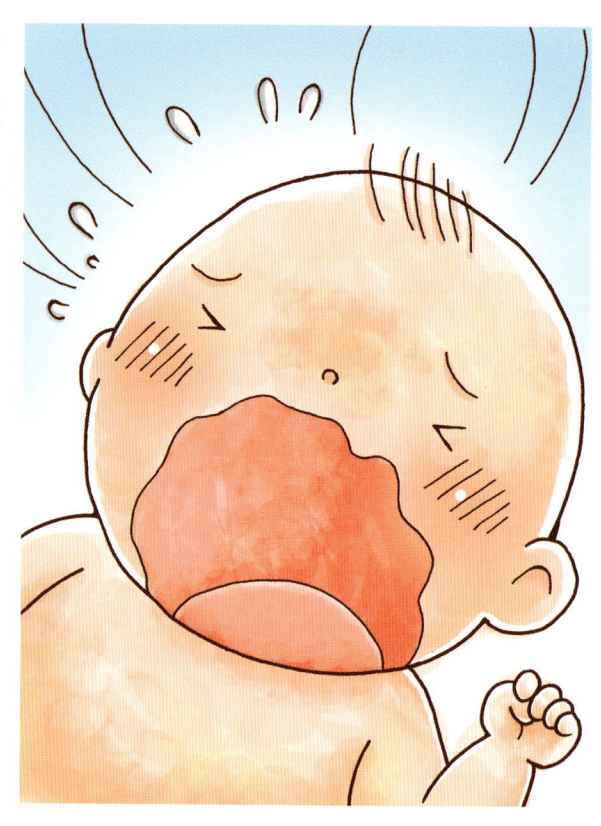

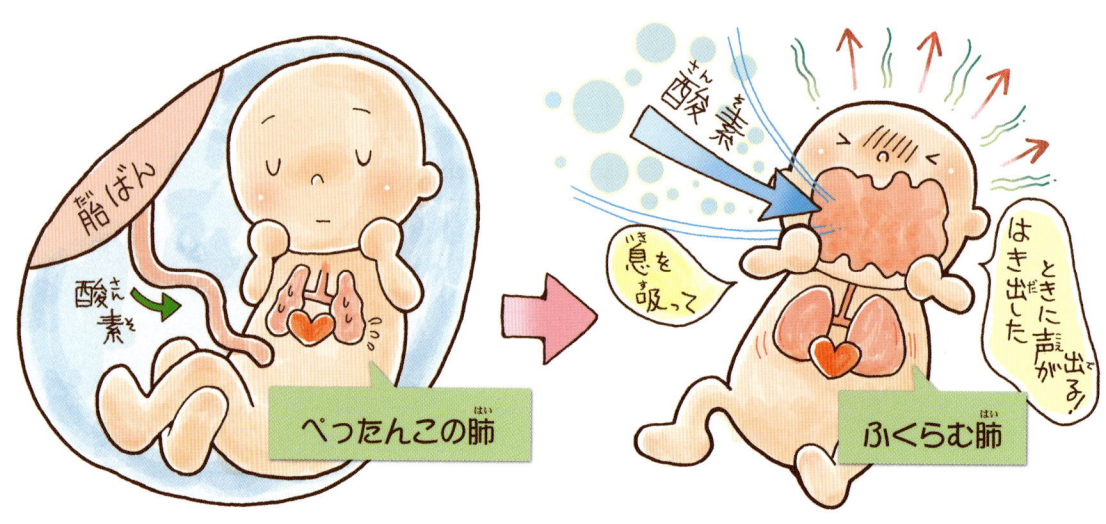

役目の終わったへそのお

　赤ちゃんが無事に生まれると、お母さんと赤ちゃんをつないでいたへそのおは、役目が終わったので切りはなします。

　へそのおには神経がないので、切っても痛くはありません。

　赤ちゃんが生まれた後のお母さんには、もう一度軽いじん痛がきて、もう必要なくなった胎ばんを外に出します。これでお母さんのいのちをかけた大仕事が、やっと終わります。

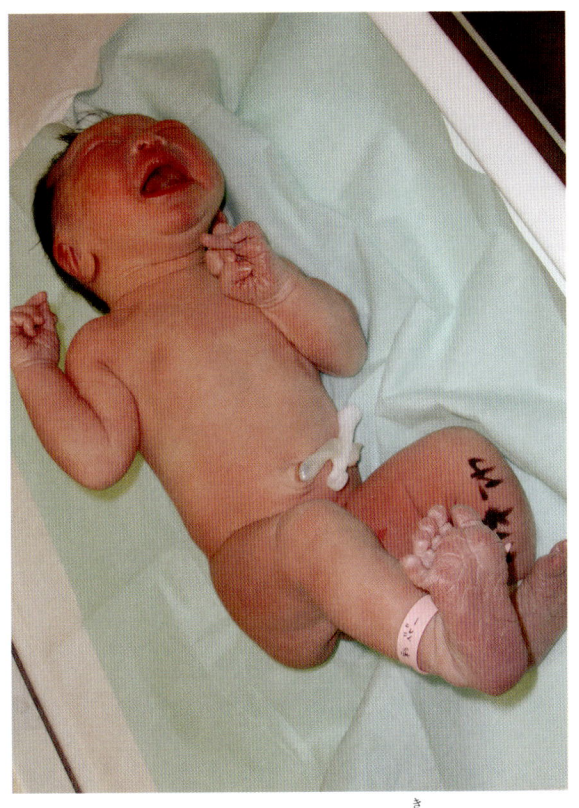

へそのおをクリップではさみ、切りはなされた赤ちゃん。

母と子のきずな　〜へそのお〜

　へそのおは、50cmほどの長さですが、お産のときに赤ちゃん側に2〜3cm残して切りはなします。数日たつと、自然に取れますが、日本ではこれを箱に入れて大事に保存する風習があります。また、へそのおの中の血液（さい帯血）は、白血病などの治りょうに使うことができるので、冷とう保存しておくこともあります。

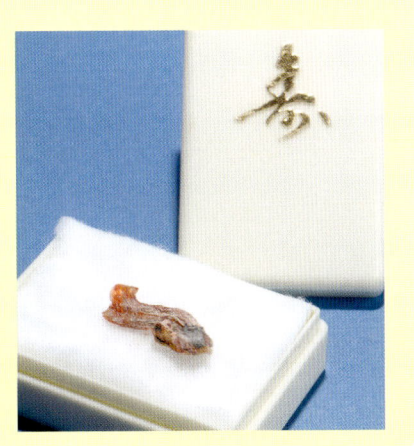

すくすく育ってね

赤ちゃんの〝育つ力〟

生まれたばかりの赤ちゃんは、すでに生きるためのいろいろな能力を持っています。

コミュニケーション

まだ言葉を話せない赤ちゃんは、泣いたり、ぐずったりして自分の気持ちを伝えます。ねむりたいのか、おなかがすいたのか、だっこしてほしいのか、よく聴いているとちがいがわかってきます。

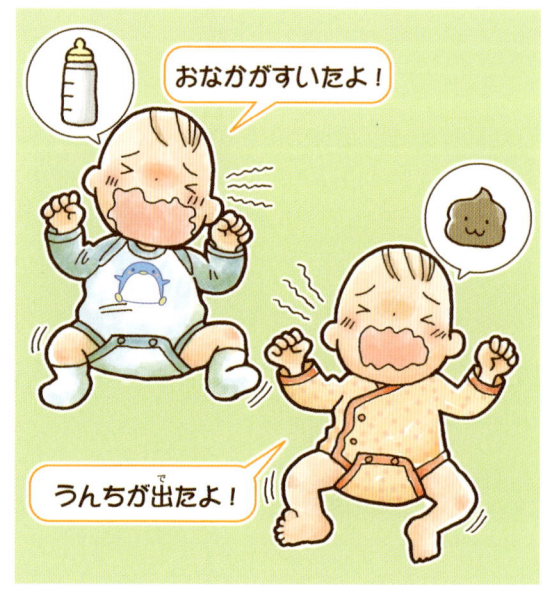

おっぱいを吸う

生まれたばかりの赤ちゃんのくちびるにお母さんのち首を当てると、すぐに吸いはじめます。お母さんのお乳には、赤ちゃんが育つために必要な栄養だけでなく、病気から守ってくれる成分もたくさんふくまれています。

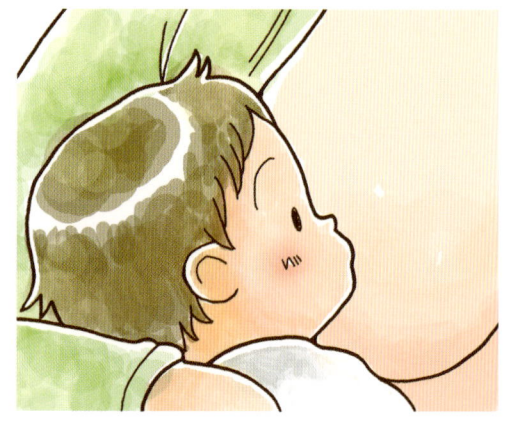

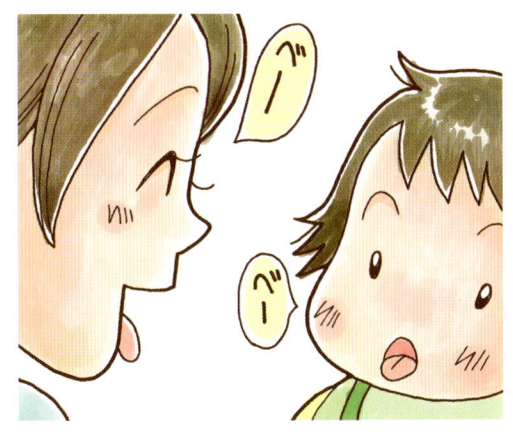

人のまねをする

赤ちゃんは生まれて間もなく、顔まねをすることができます。赤ちゃんに向かって「あっかんべー」と舌を出してみると、赤ちゃんも同じように舌を出します。

泳ぐ

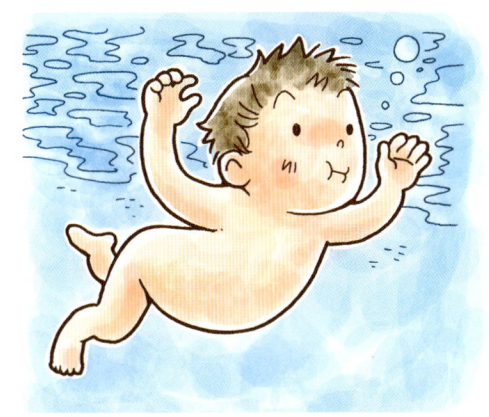

羊水にぷかぷかういていた赤ちゃんは、水はまだこわくありません。生まれたばかりの赤ちゃんは、練習をしなくても自然に手足を動かして、水の中を進むことができます。

〝育つ力〟を引き出す環境

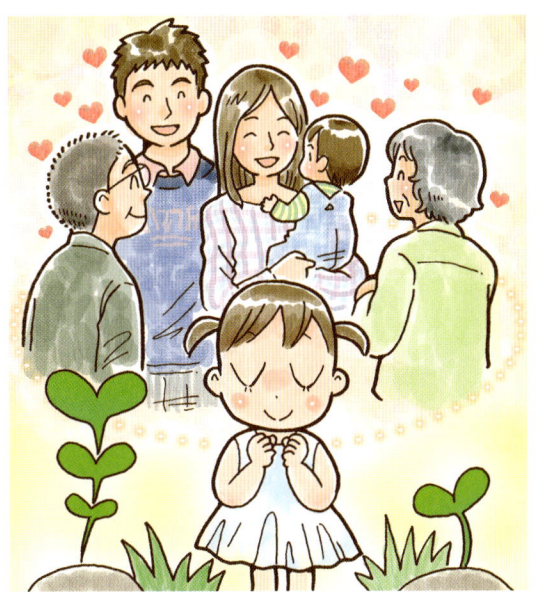

だれにも教わってないのに、すでにたくさんの〝育つ力〟を持って生まれた赤ちゃんですが、その力はまわりのおとなの見守りがあって、すくすくとのびることができます。小さな種にたくさん水や太陽が必要なように、赤ちゃんも温かい愛情が必要なのです。

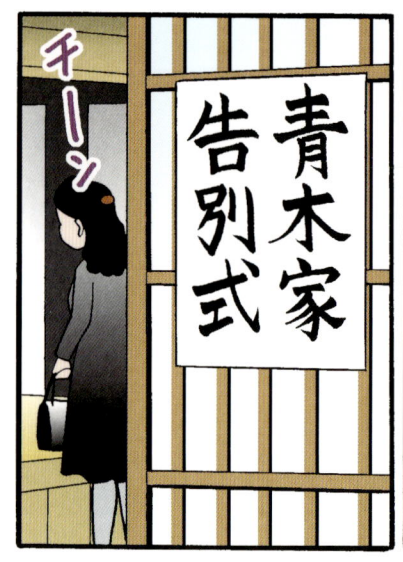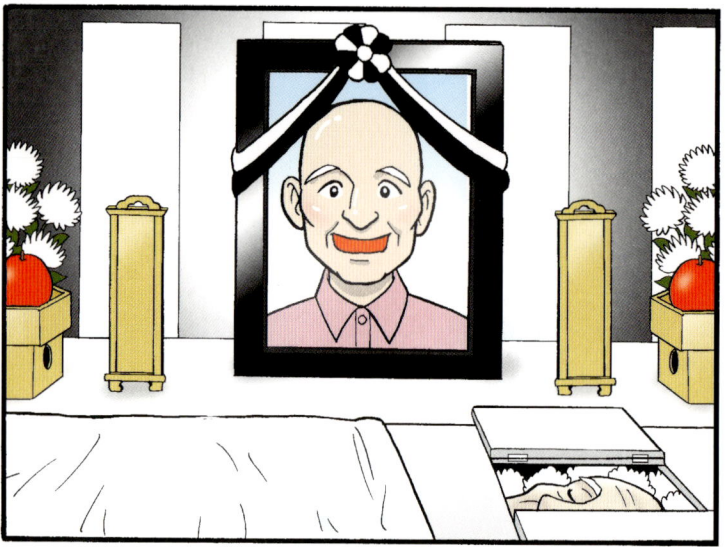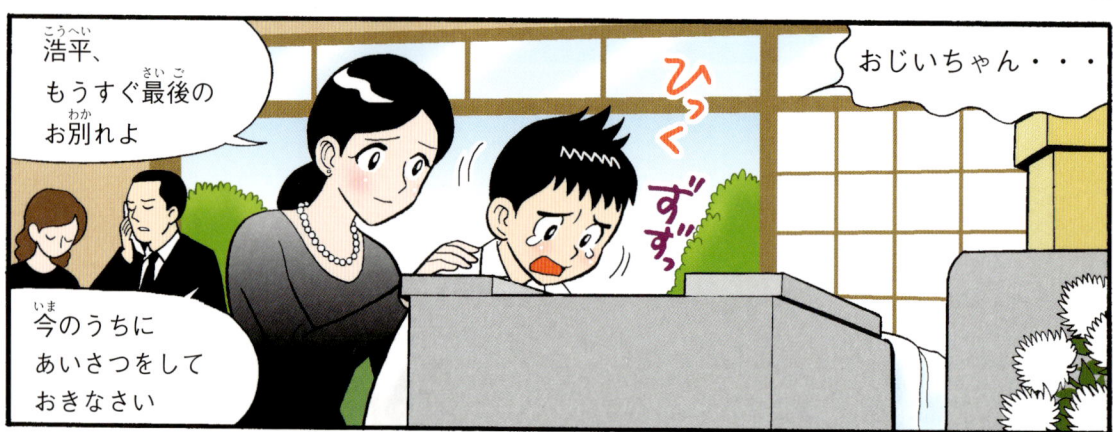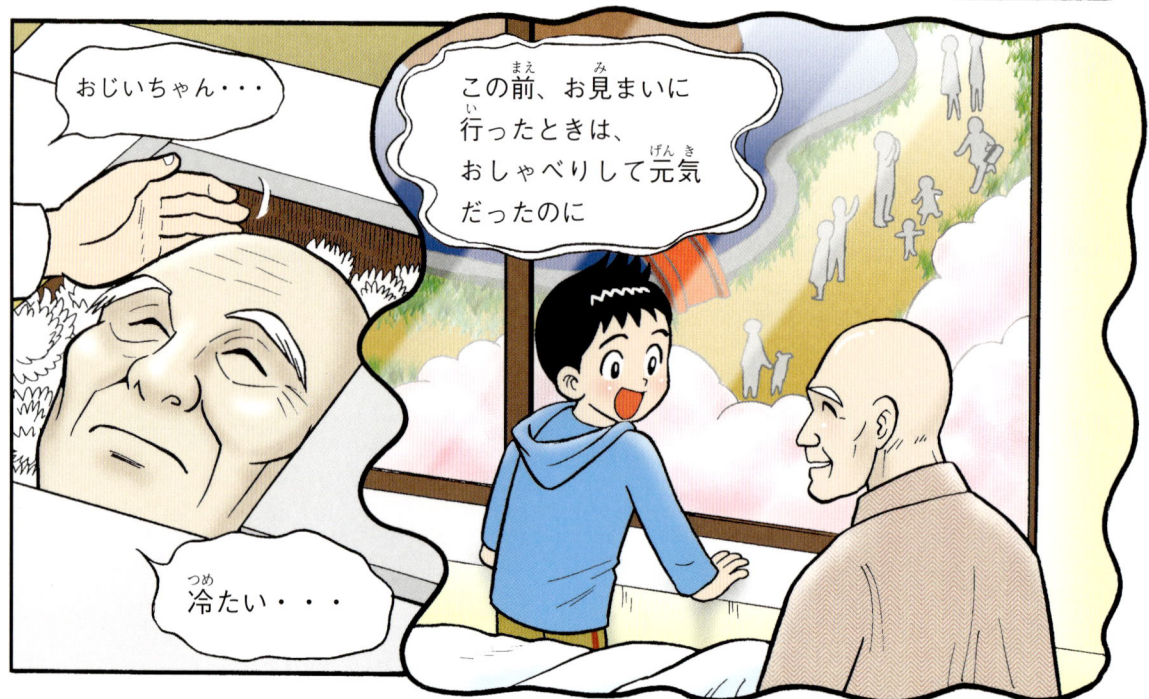

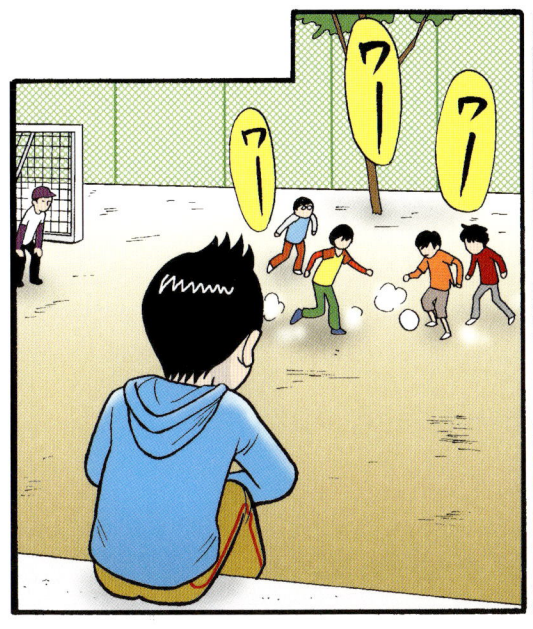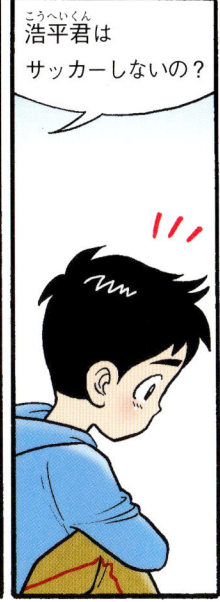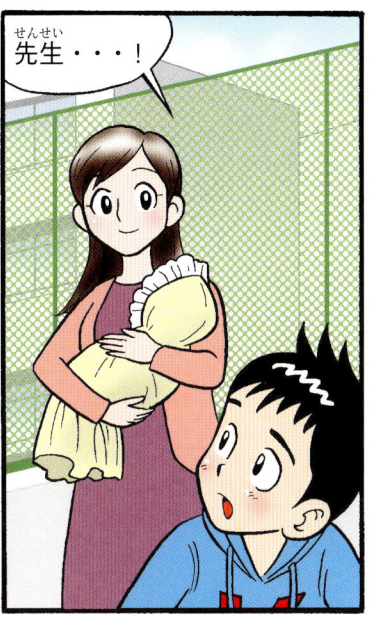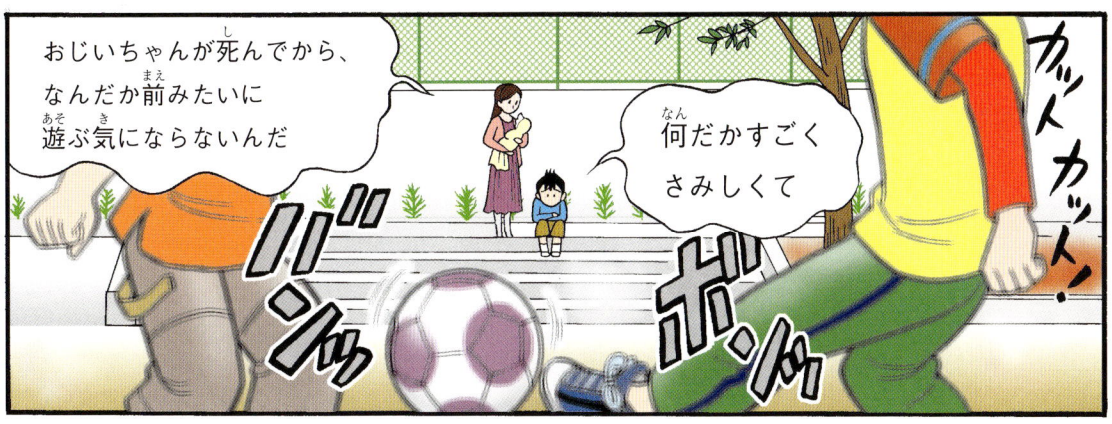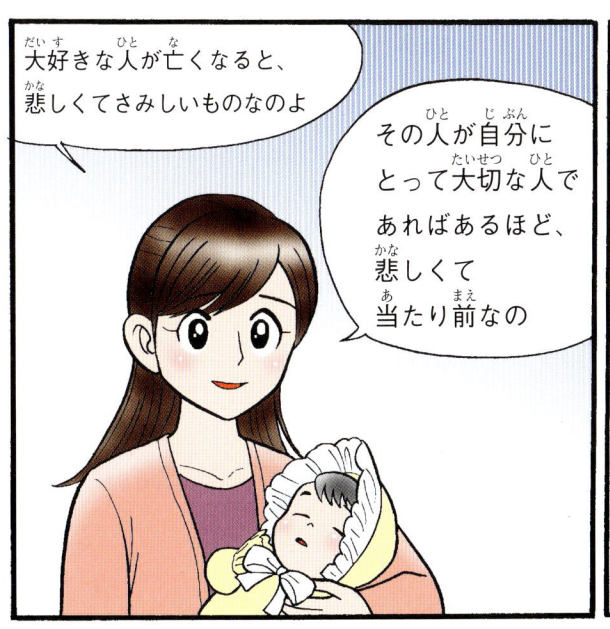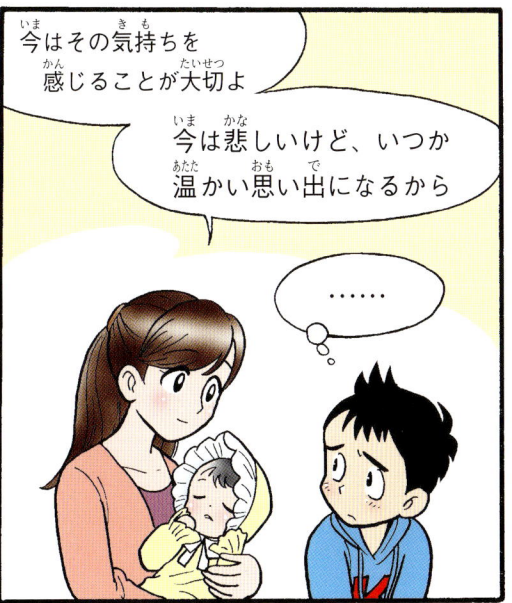

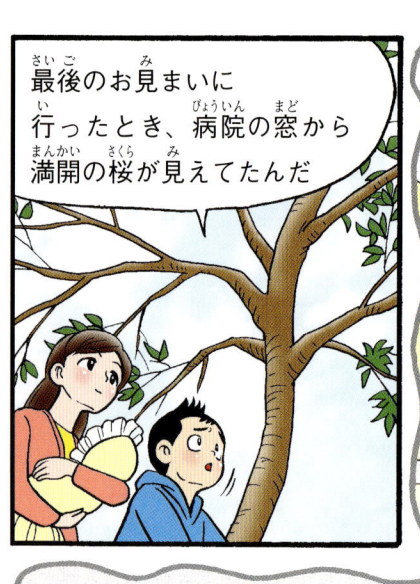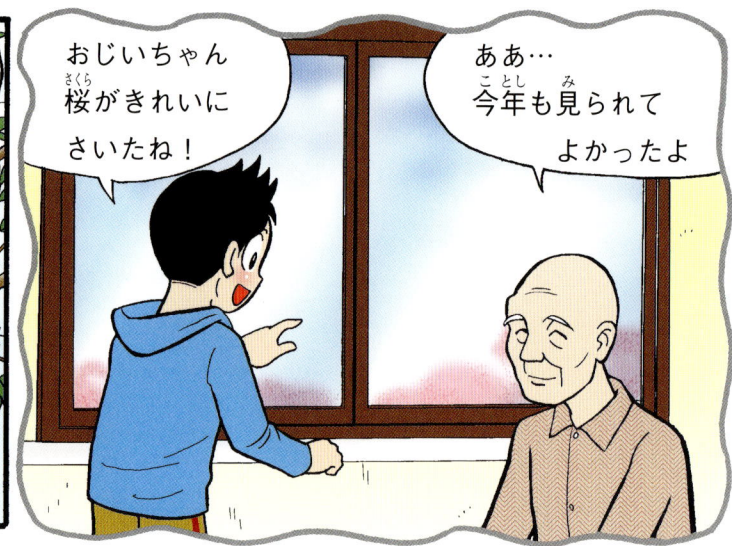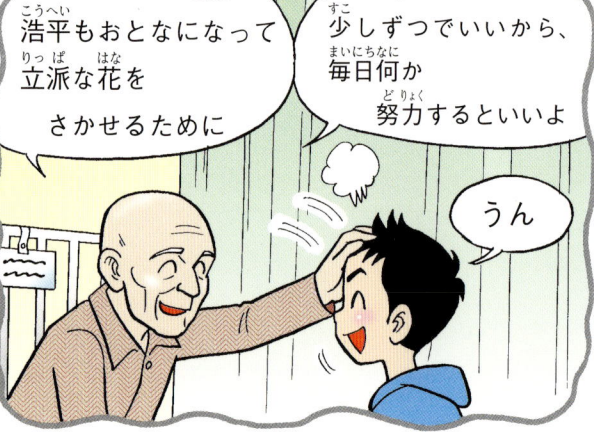

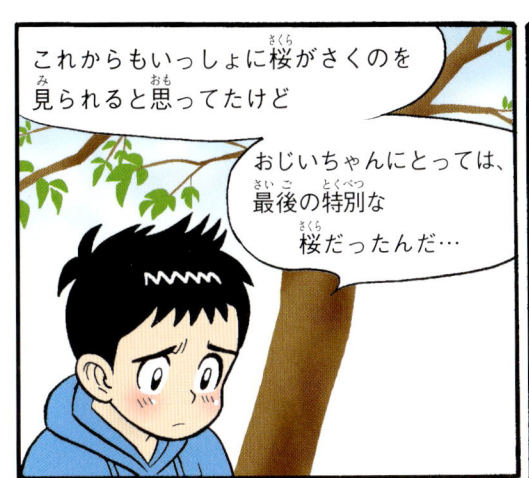
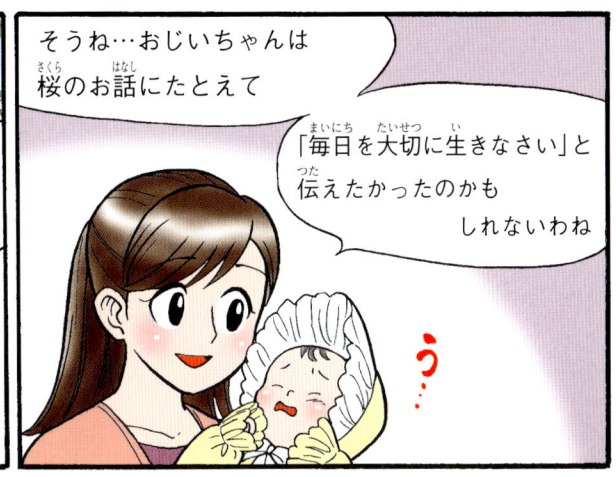
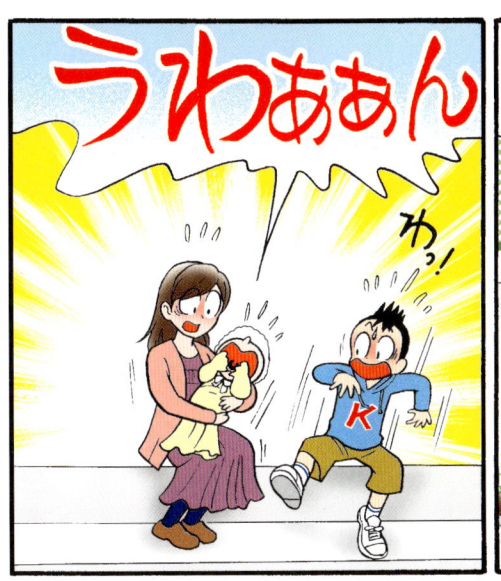
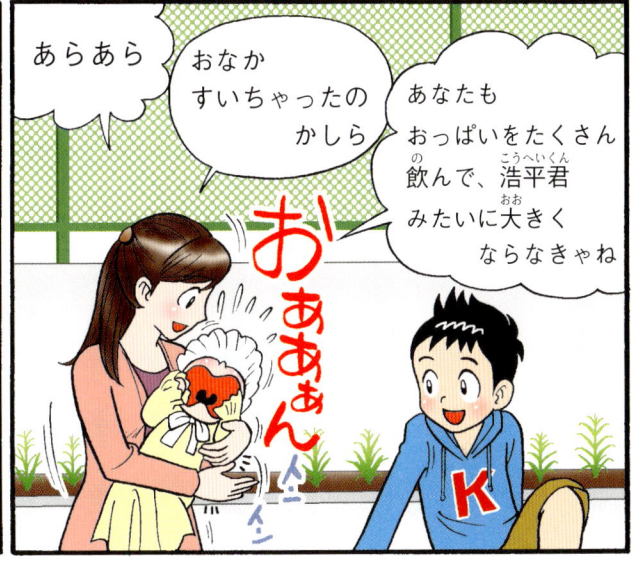
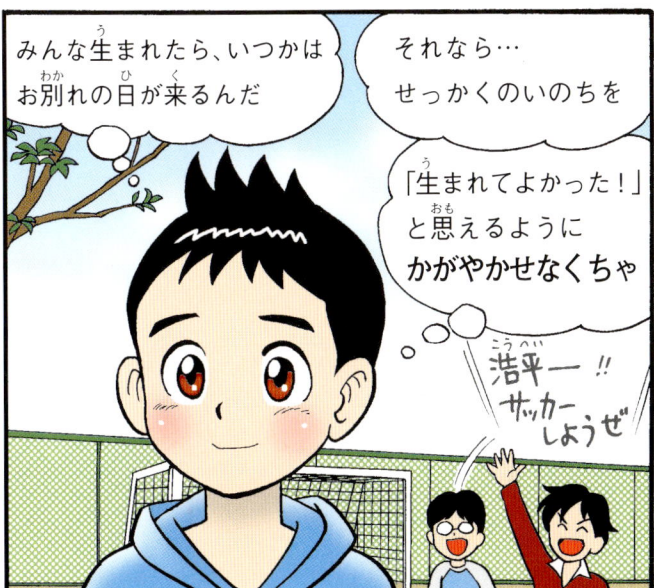
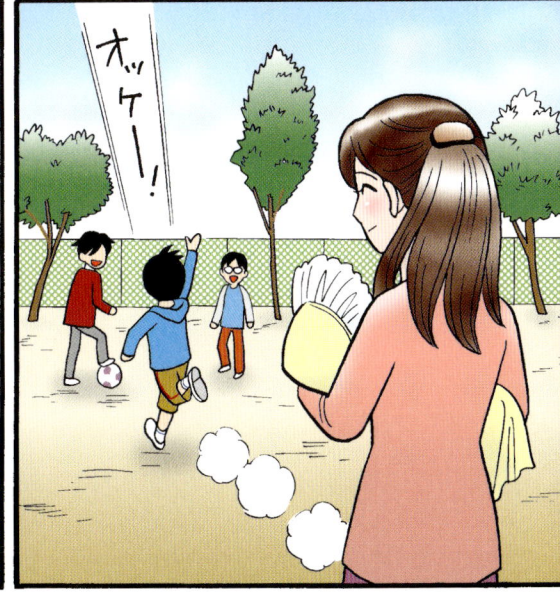

受けつがれるいのち

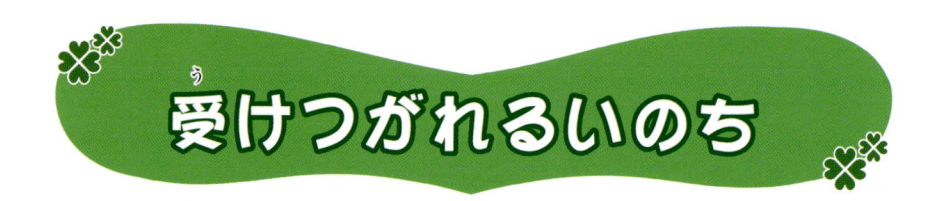

いのちというおくり物

　いのちは、お父さんとお母さんが結びつくことで生まれます。そのお父さんとお母さんにも、お父さんとお母さんがいて、さらにその前にもたくさんの先祖が続いています。気の遠くなるような昔から、この連さが続いているのです。このうちだれが欠けても、あなたは生まれませんでした。その理由は「DNA」にあります。

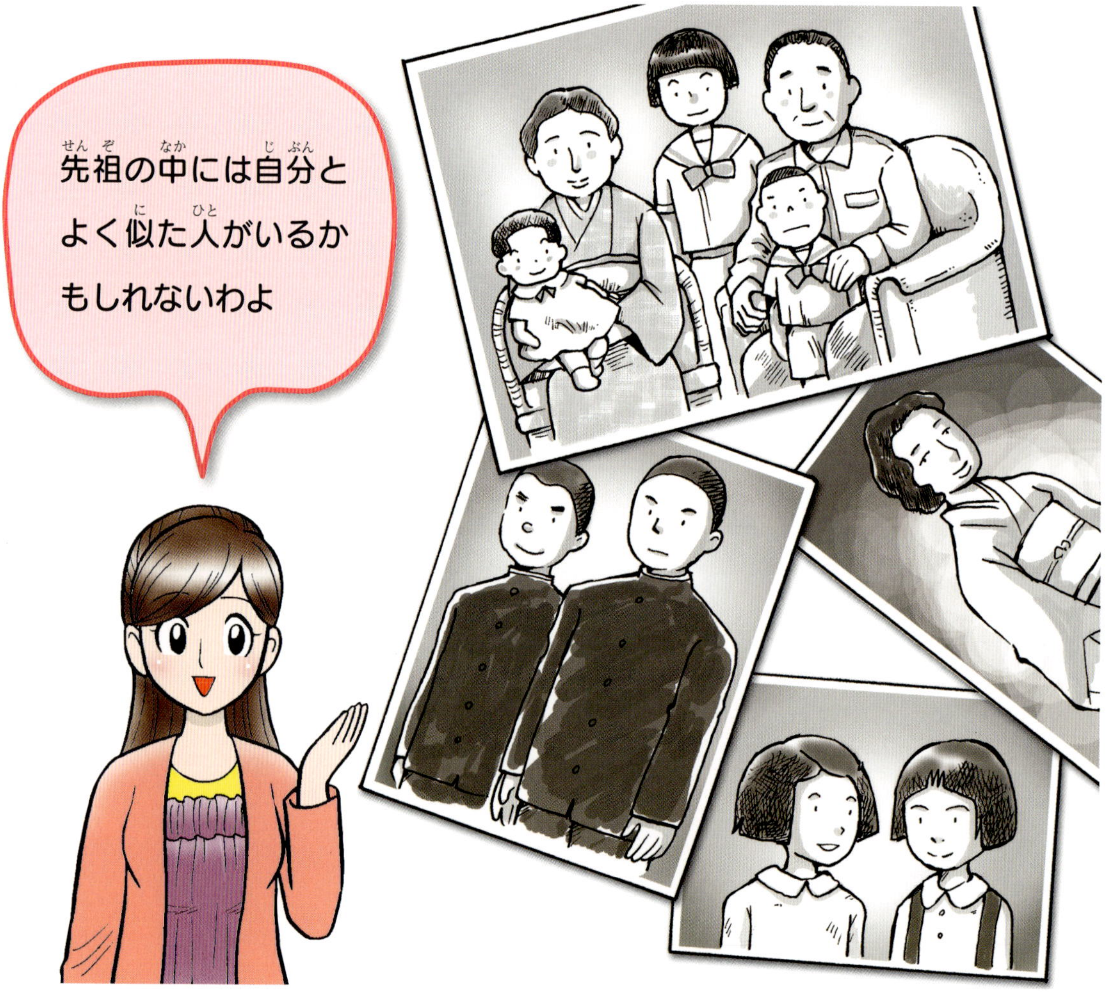

先祖の中には自分とよく似た人がいるかもしれないわよ

自分をつくる設計図 DNA

人の体は細胞からできています。もとは砂つぶほどの大きさの受精卵という1つの細胞が、成人するまでに60兆個にも増えます。そのどの細胞にも、染色体というひもがあり、ひもにはDNAという"自分をつくる設計図"が折りたたまれて入っています。

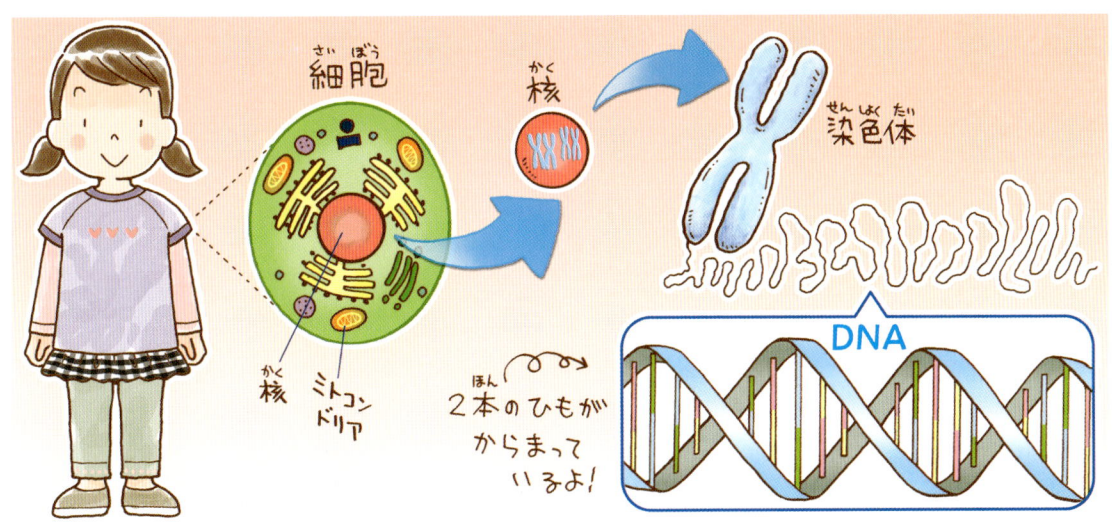

親と子が似ている理由

染色体は23種類あって、2本1組になっています（33ページを見てね）。1本はお父さん、1本はお母さんから受け取ります。この中にはお父さんとお母さんの情報が入っているので、親と子どもは似ているのです（遺伝）。また、世代を飛ばしておじいさんやおばあさんに似ることもあります。

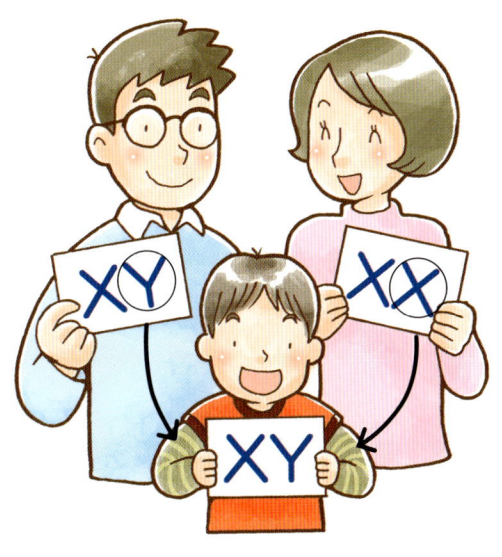

自分らしさを生かす

ふた子で生まれてもみんなちがう個性

　1組のお父さんとお母さんの染色体の組み合わせは、約70兆通りにもなります。そのため、同じお父さんとお母さんから生まれたきょうだいでも、DNAの組み合わせが異なり、性格や見かけもちがってくるのです。

　一卵性のふた子は、親から伝えられたDNAがまったく同じなので、見かけがほとんど同じに見えますが、それぞれが独自の成長をたどるため、おとなになるほどちがいがでてくるようになります。似ていても、やはりまったく同じ人間は生まれてこないのです。

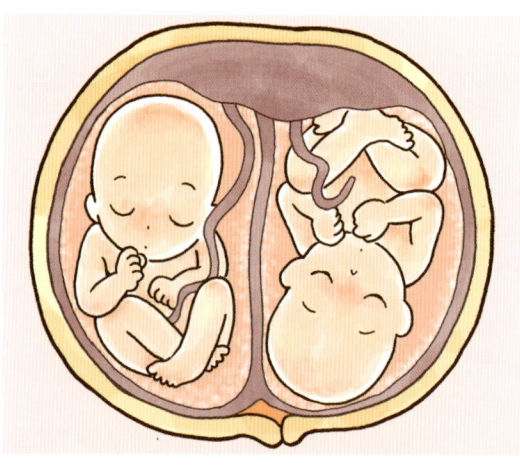 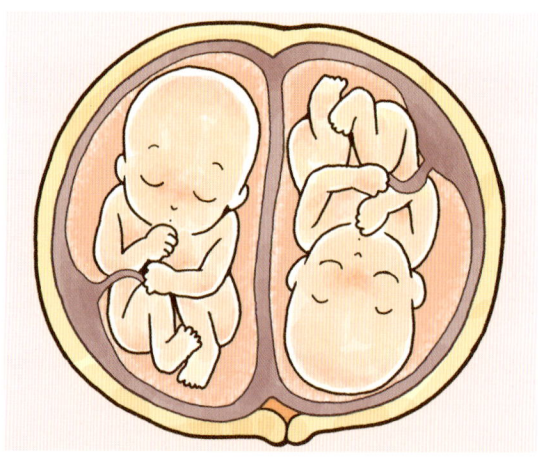

一卵性双生児
子宮の中で、同じ胎ばんを使って育つ。まったく同じ遺伝情報を持っているのでよく似ているが、環境によってちがいが出てくる。

二卵性双生児
子宮の中で、別べつの胎ばんにつながって育つ。ふつうのきょうだいが同じ日に生まれたもので、一卵性のようには似ていない。

男の子か女の子かはぐう然決まる

性別は、23番目の染色体の形で決まります。男の子の場合は、XとYが1個ずつ、女の子の場合はXが2個になります。どちらになるかの確率は50%で、まったくのぐう然です。

男性の染色体

XX	XX	XX	XX	XX	XX	XX	XX	XX	XX
1	2	3	4	5	6	7	8	9	10
XX	XX	XX	XX	XX	XX	XX	XX	XX	XX
11	12	13	14	15	16	17	18	19	20
XX	XX	XY							
21	22	XY							

女性の染色体

XX	XX	XX	XX	XX	XX	XX	XX	XX	XX
1	2	3	4	5	6	7	8	9	10
XX	XX	XX	XX	XX	XX	XX	XX	XX	XX
11	12	13	14	15	16	17	18	19	20
XX	XX	XX							
21	22	XX							

■ お母さんから受け取った染色体
■ お父さんから受け取った染色体

無限の可能性がねむっている

人間は生まれながらにして、脳に千数百億個もの神経細胞（ニューロン）を持っています。これは、さまざまな良い出会いによって刺激されて枝をのばし、ほかの枝と結びついて広がっていきます。たくさん経験をすればするほど、能力はのびていきます。今ある自分と、人を比べてがっかりする必要はないのです。自分を信じて、まだ見ぬたくさんのすてきな出会いへ飛びこんでいきましょう。

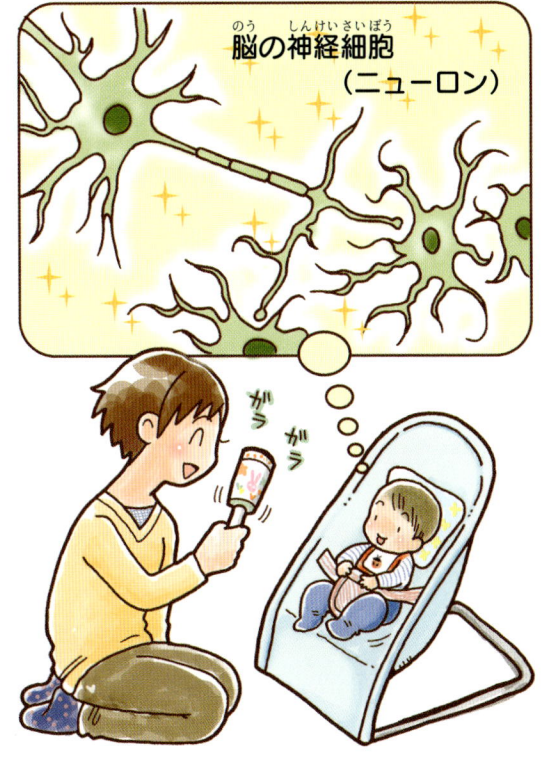

脳の神経細胞（ニューロン）

限られたいのち

だれにでもおとずれる死

　どんな人でも、動物でも、生物は生まれたら、いつかはいのちの終わりをむかえ、死んでいきます。年を取って寿命でなくなる人もいますが、事故や病気で亡くなる人もいます。

　元気なときは、死についてあまり深く考えることはないかもしれませんが、死はだれにでも必ずおとずれるものです。ときどき死について考えてみることによって、今まで当たり前に思っていたことから、何かを発見することができるかもしれません。

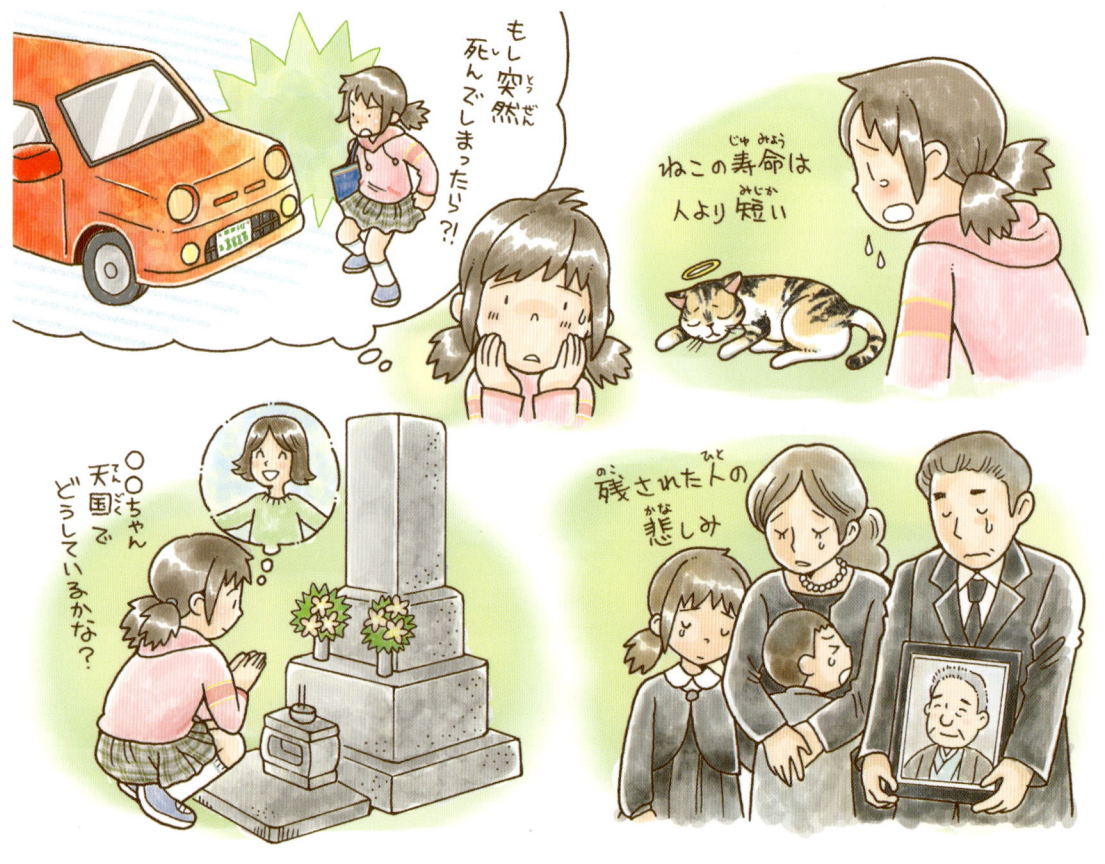

大切な人が死んでしまったときの心の変化

　身近な人が死んでしまったとき、ほとんどの人が、深い悲しみにともなうさまざまな感情を体験します（悲しみのプロセス）。こうした気持ちの体験は大変つらいものですが、時間をかけてこれを乗りこえたとき、人は成熟した新しい自分となって出発することができるのです。

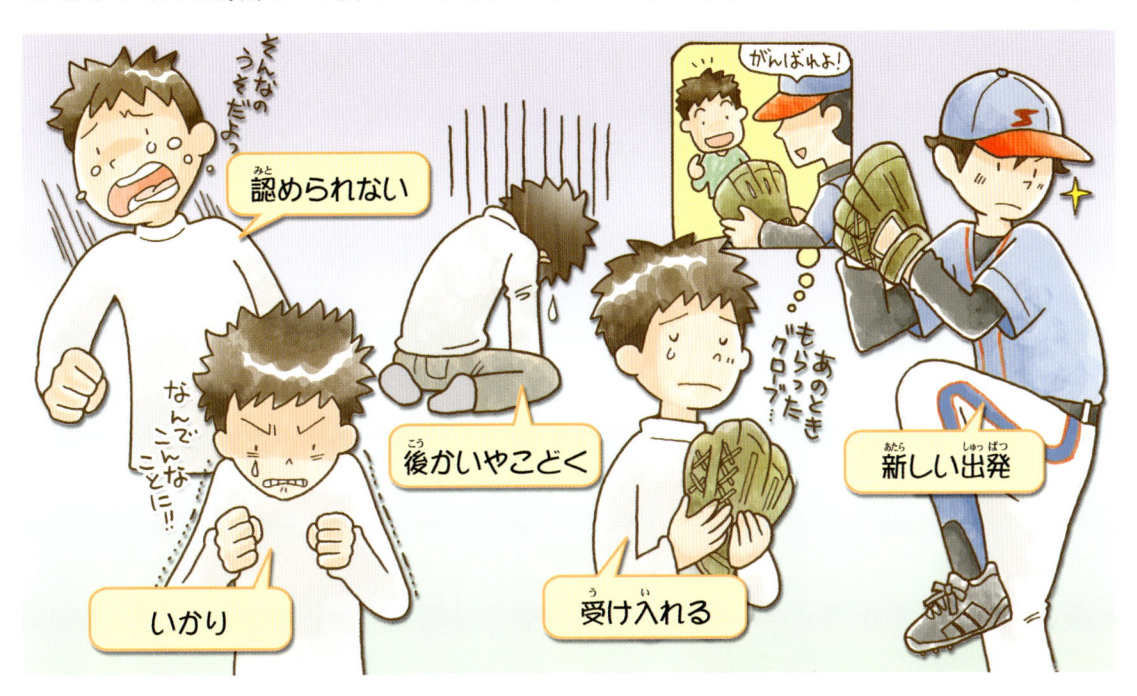

認められない
いかり
後かいやこどく
受け入れる
新しい出発

心の中で生き続けるいのち

　人と人とのつながりは、目に見えるものだけではありません。たとえばお盆は、年に一度、死んだ後の世界から先祖を家にむかえるという日本の風習で、「今の自分があるのは昔の人たちのおかげ」と感謝する日です。人のいのちは時間や空間をこえて、人の心の中で生き続けます。

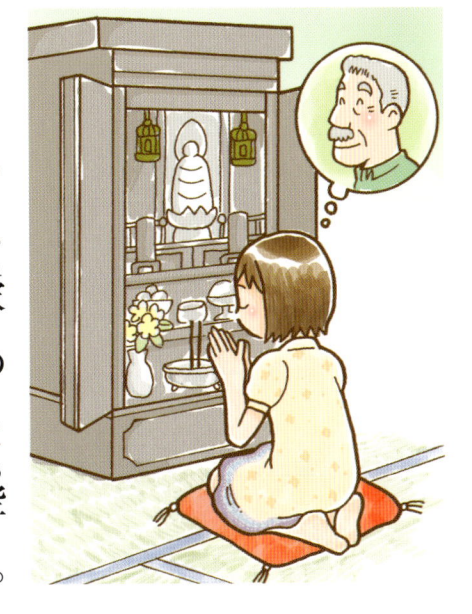

人生をいきいきと

毎日を大切に生きる

　時間には、年・月・日・分・秒のように、時計で計ることのできるものだけでなく、心で変えることのできる時間があります。長くてもむだに過ごすこともあれば、短くても充実した時間にすることもできます。大切な時間を、どう過ごすか決めるのはあなたです。

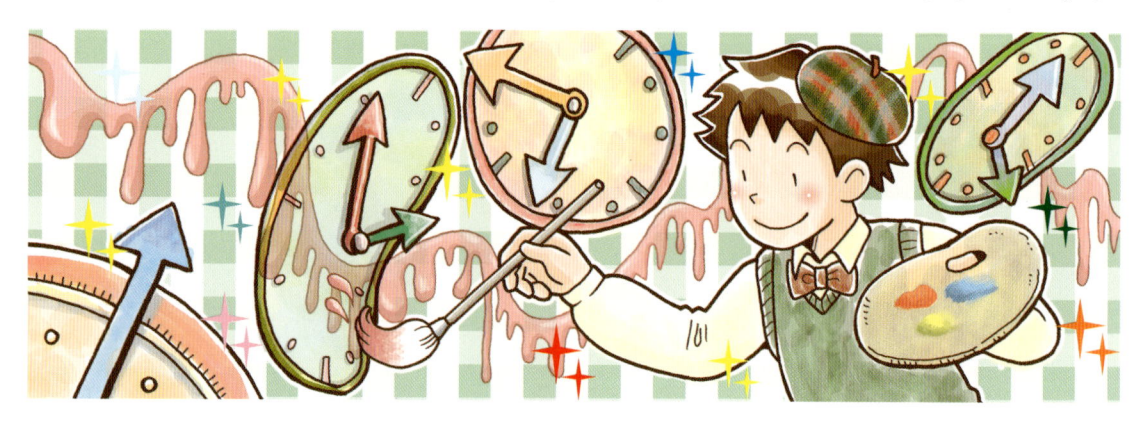

いい方向に考えよう！

　ここに飲み物が半分入っているコップがあります。あなたはこれを見て「もう半分しかない」とがっかりしますか？「まだ半分もある」と喜びますか？
　同じ量でも、「まだ半分もある」と思える人のほうが楽しそうです。いい方向に考えるくせをつけるのが、楽しい時間をつくるためのポイントです！

もう半分？

まだ半分？

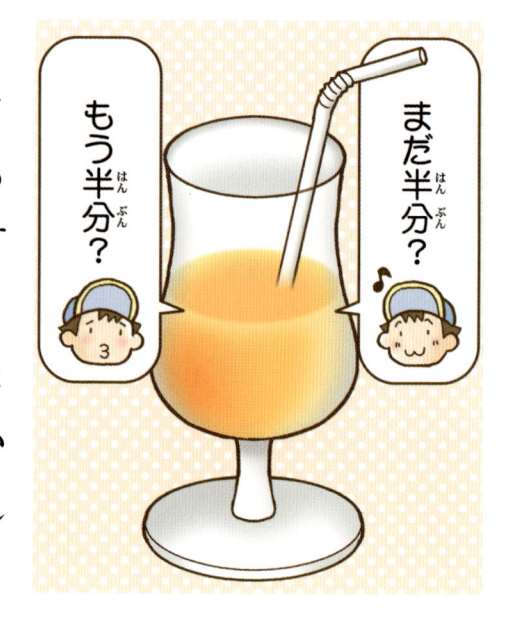

今日は未来につながっている

　好きなしゅみや勉強に打ちこんでいるとき、時間はかがやいています。好きなことやかなえたい夢があるなら、そのためにできることを、ぜひ続けていきましょう。わくわくしながら過ごせる時間は、あなたを楽しい未来に連れていってくれるからです。

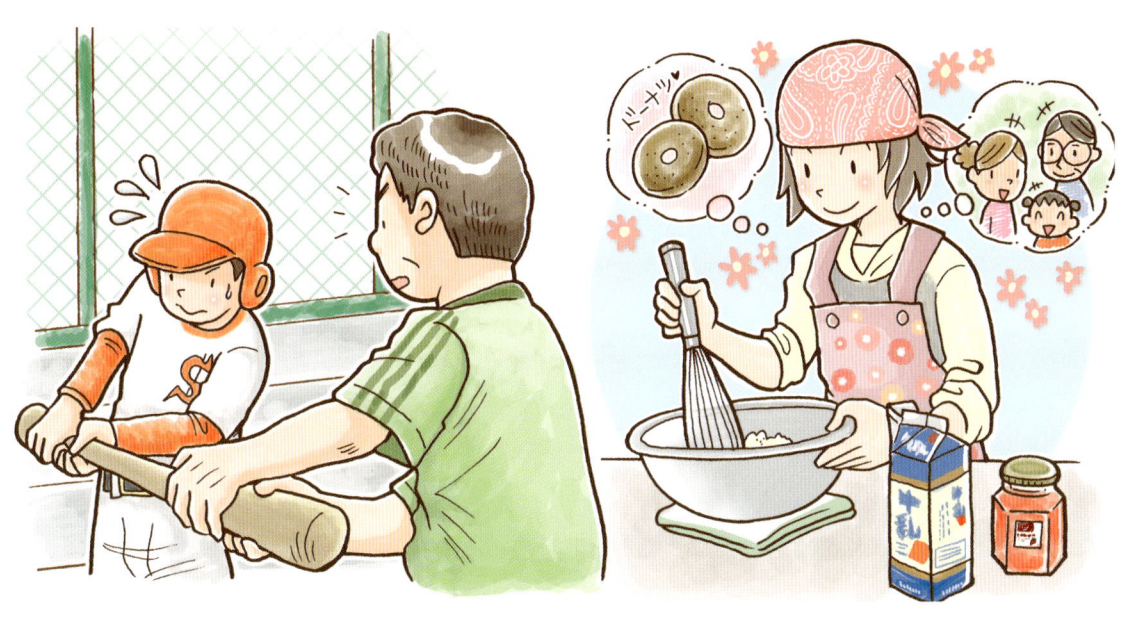

　今、やりたいことが見つからなくてもあせることはありません。いろいろな出会いや経験を通して、心がわくわくするものを見つけましょう。おとなになっても夢を持ち続ける人はかがやいています。

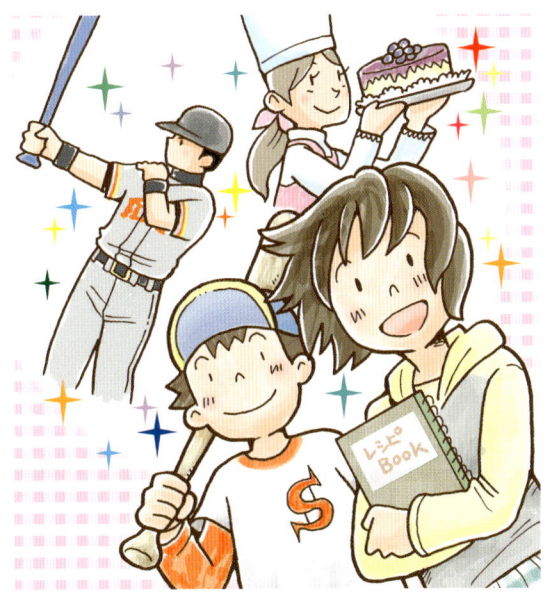

苦しみに向きあう力

人生は平たんな道ばかりではない

　よい結果を出そうと思ってがんばったのに、どうしても希望通りにいかないとき、人はどうしたらいいかとても苦しんでしまいます。例えば、スポーツ選手を目指していたのに、大けがをして夢の実現が困難になったら、大変つらいことでしょう。人は「こうありたい」という希望と、現実との開きが大きいほど苦しみます。その内容は人それぞれです。

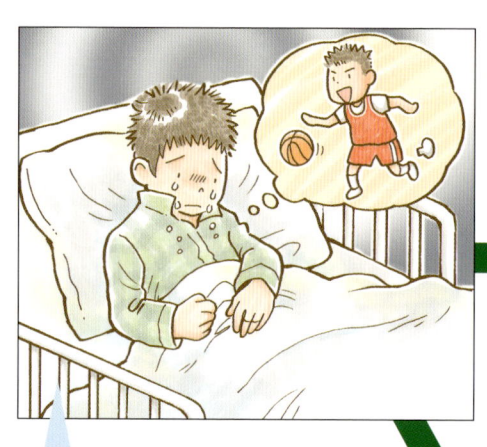

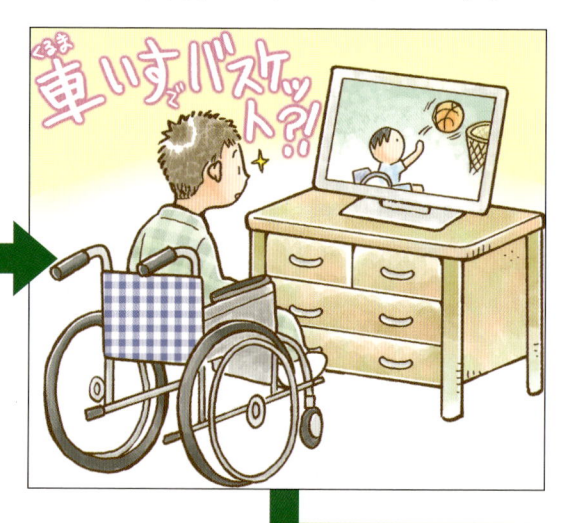

希望と現実の開き ＝苦しみ

いのちを支える力
大切な人との関係
ひとりでは弱くても、まわりの支えで強くなることができます。また、あなたもだれかの支えになることで、自分を強くすることができます。

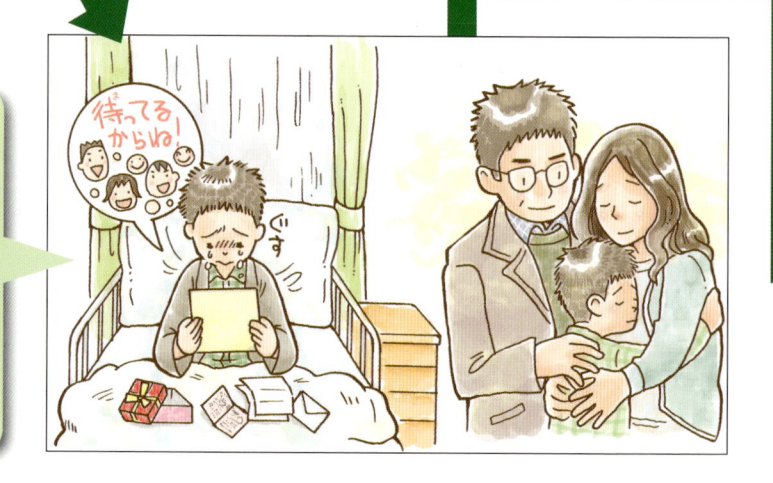

〝いのちを支える力〟を太くしよう

　苦しみに出会うと、にげたい気持ちになってしまうかもしれません。でも、人はただ苦しむだけでなくそこから多くのことを学び、いのちをかがやかせることができます。そのためには、いのちを大切に思い、周りの大切な人と深くつながりながら、夢や目標に向かってかがやこうとするいのちを支える力（生きる力）を太くしていく必要があります。

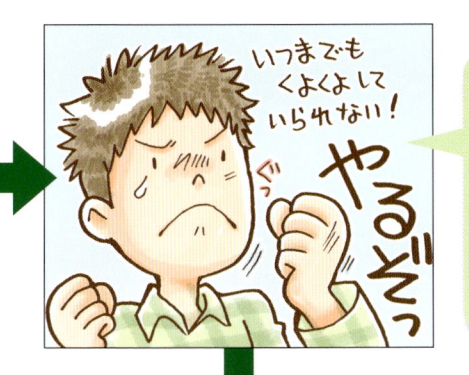

いのちを支える力
自分で決められる自由
困難な状況でも、自分の思うやり方で、生きる道を求める権利があります（人の尊厳）。

いのちのかがやき
苦しみから得るものは、決してマイナスなものだけではありません。

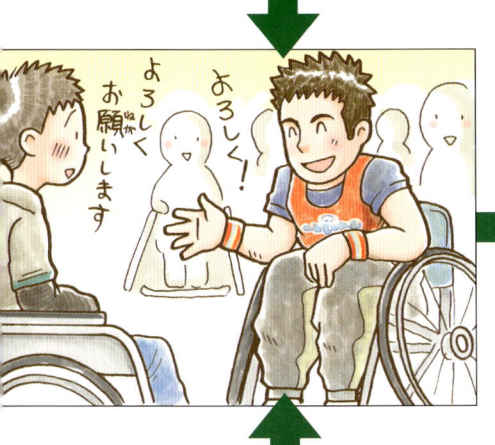

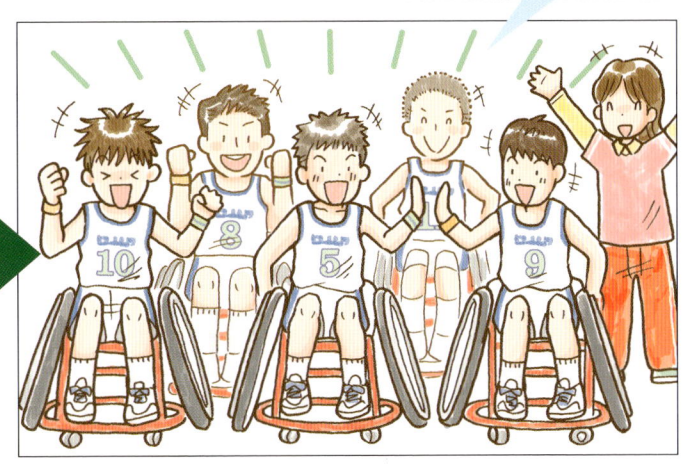

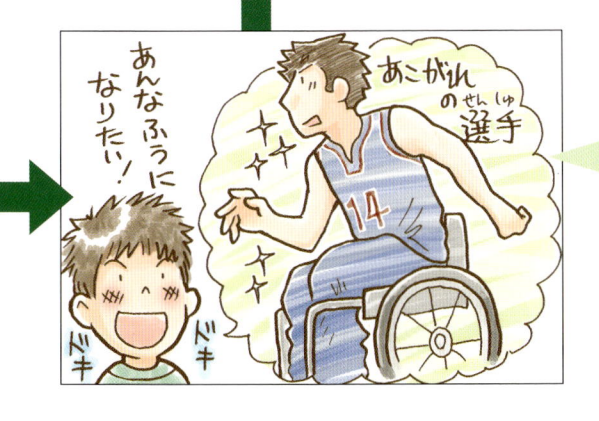

いのちを支える力
夢・目標を持つ
夢や目標は、つらい今をこえて将来に向かって生きる力をあたえてくれます。

「聴くこと」はいのちのケア

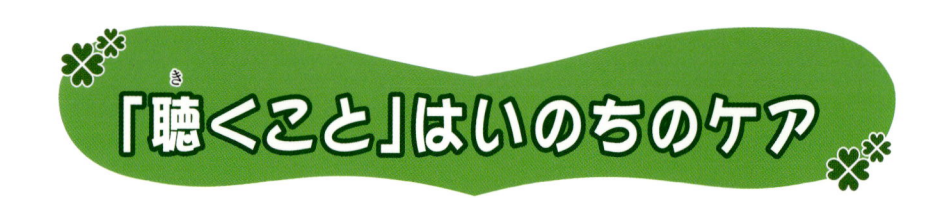

相談することの大切さ

　苦しんでいるとき、人は外側から自分を見ることができません。苦しんでいる人は考えによゆうがなくなり、堂々めぐりになって、ひとりでなやんで、解決のきっかけがつかめないことがあります。

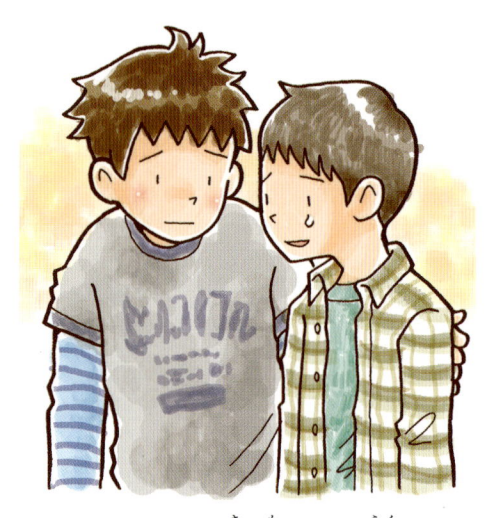

　そこで、まずだれかに苦しみをわかってもらい、気持ちを楽にすることが大事です。身近な人でも、カウンセラーのような専門家でもいいのです。では「苦しみをわかってくれる人」とはどんな人でしょうか。次のページの２つの会話を見て、あなたならどちらの人に話を聴いてもらいたいか考えてみましょう。

チャイルドラインを知っていますか？

　18歳までの子ども専用電話です。困っているときや、なやんでいるとき、だれかと話したいときにかけてみてね。

☎ 0120-99-7777
（月〜土　16〜21時・通話無料／携帯PHS可）

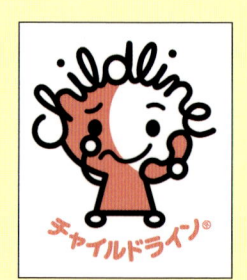

チャイルドライン４つの約束
① ヒミツはまもるよ　　　　② 名まえは言わなくてもいい
③ どんなことでも、いっしょに考える　　④ イヤになったら、切ってもいい

苦しんでいる人の「理解者」になるには

　苦しんでいる気持ちを伝えたり、それを本当にわかることは、とても難しいことです。しかし、無理にわかろうとしたり、勝手に自分の考えをおしつけたりせず、相手の苦しんでいる気持ちを感じながら、話に耳をかたむけてくれる人がいたなら、苦しみを感じている人は、気持ちが楽になります。だれかなやんでいる人がいたら、あなたもぜひそんな友だちになってあげてください。

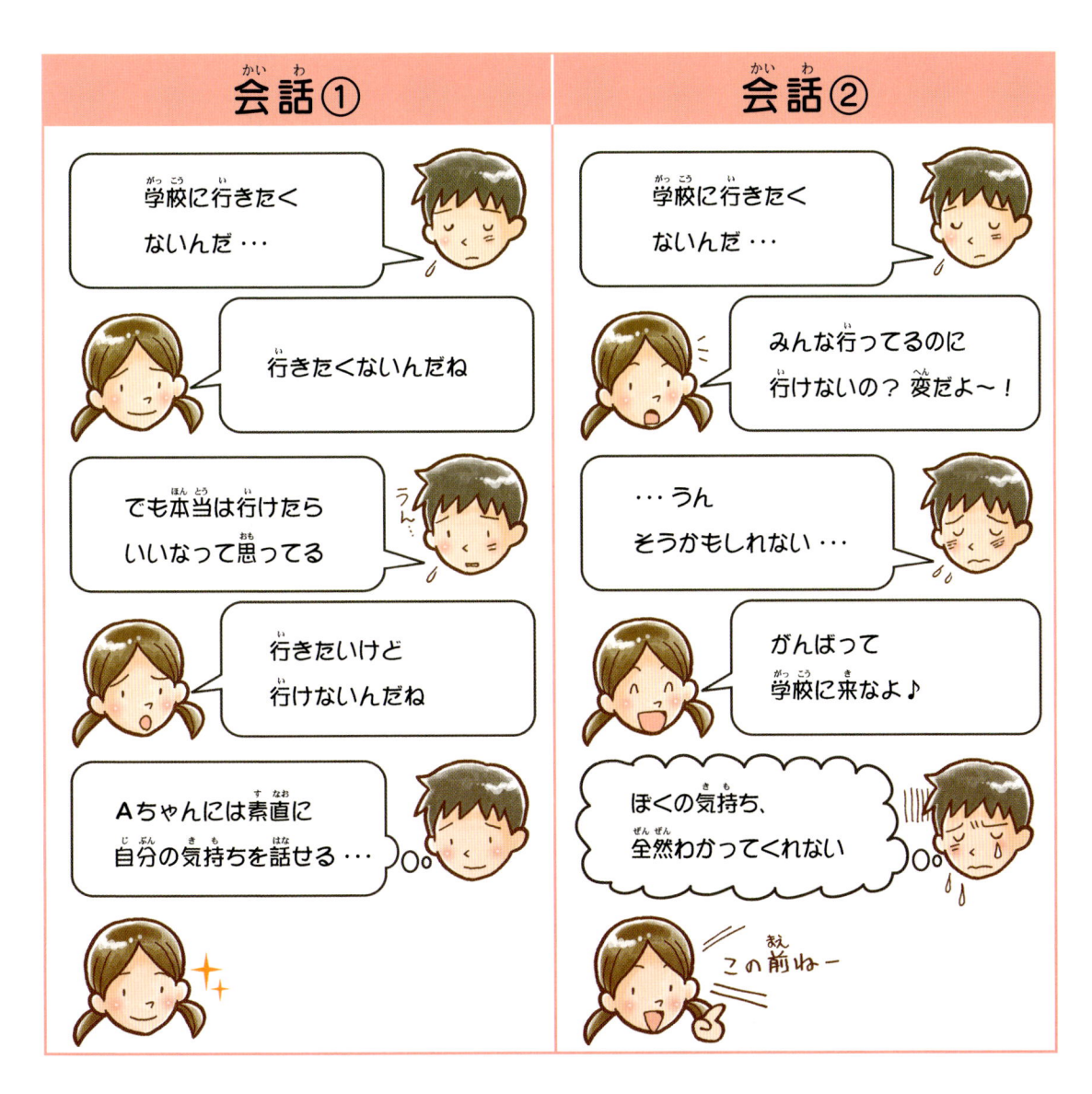

会話①

- 学校に行きたくないんだ…
- 行きたくないんだね
- でも本当は行けたらいいなって思ってる
- 行きたいけど行けないんだね
- Aちゃんには素直に自分の気持ちを話せる…

会話②

- 学校に行きたくないんだ…
- みんな行ってるのに行けないの？ 変だよ〜！
- …うん そうかもしれない…
- がんばって学校に来なよ♪
- ぼくの気持ち、全然わかってくれない

この前ねー

わたしたちは地球市民

支えあういのち

　今、わたしたちが暮らす地球では、すべての生き物がともに生きていく上でさまざまな問題があります。日本では、当たり前に安全な水や食りょうを手に入れることができますが、世界では飢えや貧困、災害、環境破かい、病気、戦争などのために苦しんだり、なくなっている人がたくさんいます。これらの問題は地球に暮らす人たちみんなで取り組まなければいけません。

　宇宙から見た地球には、国境という線は見えません。たくさんのいのちのために、今のわたしたちに何ができるかを考え、みんなで地球を守っていきましょう。

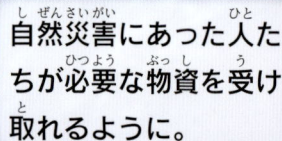

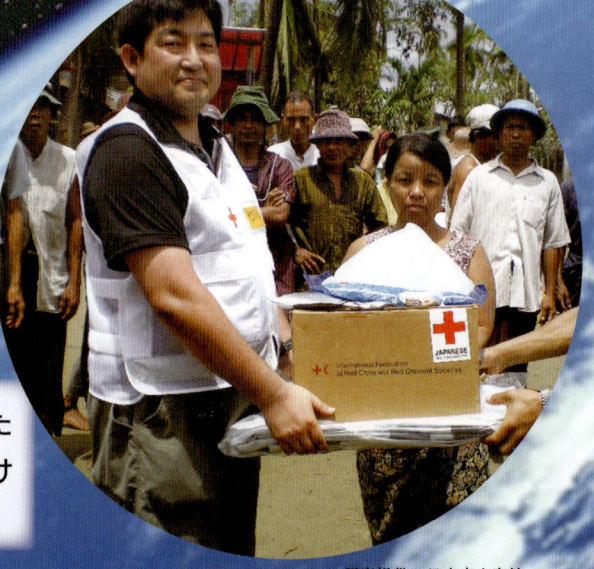

自然災害にあった人たちが必要な物資を受け取れるように。

写真提供：日本赤十字社

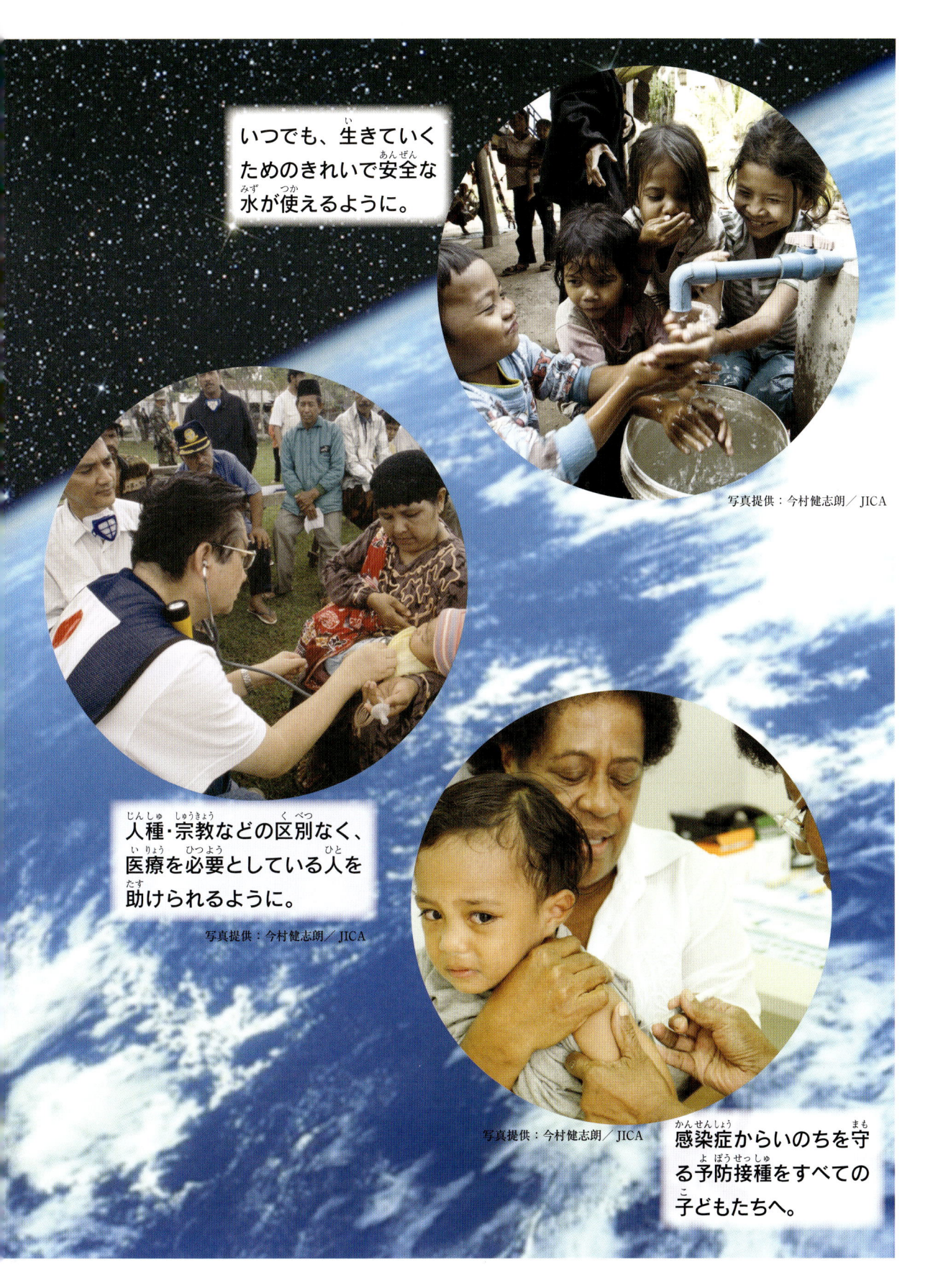

いつでも、生きていくためのきれいで安全な水が使えるように。

写真提供：今村健志朗／JICA

人種・宗教などの区別なく、医療を必要としている人を助けられるように。

写真提供：今村健志朗／JICA

感染症からいのちを守る予防接種をすべての子どもたちへ。

写真提供：今村健志朗／JICA

付録

わたしが生まれたときのこと
インタビューシート

わたしが生まれたとき、どんなふうだったのかな？家族のみんなにインタビューしてみよう。

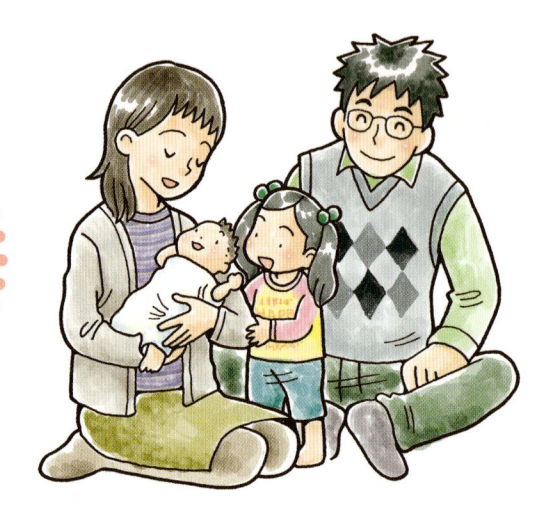

わたしが生まれた日

　　年　　月　　日　　午前・午後　　時　　分

生まれた場所

どんなふうに生まれてきたの？（お産にかかった時間など）

生まれてすぐのわたしの様子

わたしが生まれたときの家族の気持ち

わたしの名前

名前の由来

つけた人

生まれたとき（0歳）	
身長　　　　　cm	体重　　　　　g

現在のわたし（　歳）	
身長　　　　　cm	体重　　　　　kg

コピーして使ってね

45

あとがき

　本書は『こども健康ずかん』シリーズの第2弾です。
　第1弾（2009年2月発行）同様、小学校3、4年生以上の保健の教科書に対応させつつも、教科書だけでは伝えきれない大切な内容を、分かりやすいようにマンガやイラストを多用して、子どもたちが自ら進んで学習できるようにすると共に、頭で分かっているだけでなく、日々の生活に生かし実践できるようにしています。
　第1弾（『メリハリ生活』『すくすく育つ』『むし歯バイバイ』『かぜなんかひかないよ』）では、主として、生活習慣の乱れに対応して、メリハリのある生活実践を可能にする内容を取り上げました。
　第2弾（『せいけつ大好き！』『気をつけよう！ けが・事故・災害』『かがやけ！ いのち』『夢をかなえる元気な心』）では、子どもたちの身の回りの危険と、命及び死を軽視する風潮の増加傾向に対応するために、安全で心豊かな生活実践を可能にする内容を中心に盛り込みました。学校の新しい教育方針でも生きる力、中でも、その基盤である豊かな心を具体的手法によって培うことが重視されているからです。第2弾ではその手法としてライフスキル、中でも教師からの要請が高い自己認識、コミュニケーション、意志決定の各スキルを習得できるようにしています。
　生涯にわたって健康・生きがいを高めることのできる知識とスキルを学べる『こども健康ずかん』を活用することによって、早い時期から、子どもたちが自ら、毎日を元気にイキイキと過ごしていってほしいものです。

✤ さくいん ✤

あ行
- 一卵性双生児……………………… 32
- 遺伝（情報）……………………… 31,32
- 栄養………………………………… 17,24
- お盆………………………………… 35

か行
- カウンセラー……………………… 40
- 悲しみのプロセス………………… 35
- 月経………………………………… 11,12
- 呼吸………………………………… 22
- 骨ばん……………………………… 20,21

さ行
- さい帯血…………………………… 23
- 細胞………………………………… 8,9,31
- 細胞分裂…………………………… 10
- 酸素………………………………… 17
- 子宮（内）… 8,10,11,12,19,20,21
- 子宮内膜…………………………… 9,10,11
- 射精………………………………… 8
- 受精（後）……… 8,9,10,14,15,16
- 受精卵……………………………… 9,10,11,12,13
- 出産………………………………… 20
- 進化の過程………………………… 13
- 神経細胞（ニューロン）………… 33
- じん痛……………………………… 20,23
- 性器………………………………… 14
- 性交………………………………… 8
- 精子………………………………… 8,9,10
- 性別………………………………… 33
- 染色体……………………………… 31,32,33

た行
- 先祖………………………………… 30
- 尊厳………………………………… 39

た行
- 胎ばん……………………………… 17,23,32
- ちつ………………………………… 9
- チャイルドライン………………… 40
- 着床………………………………… 10,11,12,13
- 超音波……………………………… 15
- 帝王切開…………………………… 20
- DNA……………………………… 30,31,32

な行
- 二卵性双生児……………………… 32

は行
- 排卵………………………………… 8
- 白血病……………………………… 23
- ふた子……………………………… 32
- へそのお…………………………… 16,17,23
- ペニス……………………………… 9

や行
- 指しゃぶり………………………… 19
- 羊水………………………………… 16,17,21,25

ら行
- 卵管………………………………… 8,9,10
- 卵子………………………………… 8,9,10
- 卵巣………………………………… 8,9,10

監修 大津　一義（おおつ　かずよし）
保健学博士（東京大学医学部）。 順天堂大学スポーツ健康科学部健康学科・同大学大学院教授。 カリフォルニア州立大学健康科学部客員教授（1992年）。 専門は、健康教育学、学校保健学、ヘルスカウンセリング。

〈参考文献〉
『性とからだの本③　お母さんのおなかの中の10か月』大島清監修　本田睨、久道健三　構成と文　偕成社
『性とからだの本①　お母さんお父さんなぜいるの？』大島清監修　本田睨、久道健三　構成と文　偕成社
『いのちってスゴイ！　赤ちゃんの誕生』大葉ナナコ著　素朴社
『赤ちゃんが生まれる』北村邦夫監修　ＷＩＬＬこども知育研究所編著　金の星社
『こうして生まれる　受胎から誕生まで』
　　　　　　　　　アレグザンダー・シアラス著　古川奈々子訳　中村正雄監修　ソニーマガジンズ
『もっと知りたい、おなかの赤ちゃんのこと』小西行郎著　赤ちゃんとママ社
『遺伝子が語る「命の物語」』村上和雄著　くもん出版
『学習図鑑　からだのかがく　いのち』ルーファス・ベラミー著　細谷亮太監修　ほるぷ出版
『死とどう向き合うか』アルフォンス・デーケン著　NHK出版
『13歳からの「いのちの授業」』小澤竹俊著　大和出版

〈写真提供〉
社団法人　日本産婦人科医会
東京都臨床医学総合研究所　設楽浩志博士
『保健ニュース』No.1299　2005年3月18日発行　少年写真新聞社刊　より転載

『こども健康ずかん』サポートサイトはこちら http://www.schoolpress.co.jp/book/kodomokenko/support.htm 書籍におさまりきらないプラスαの情報をお届けします。

こども健康ずかん
かがやけ！　いのち

2010年2月15日　　第1刷発行
　　　　　　　監　　修　大津　一義
　　　　　　　発 行 人　松本　恒
　　　　　　　発 行 所　株式会社　少年写真新聞社
　　　　　　　〒102-8232　東京都千代田区九段北1-9-12
　　　　　　　TEL 03-3264-2624　FAX 03-5276-7785
　　　　　　　URL http://www.schoolpress.co.jp/
　　　　　　　印　刷　所　図書印刷株式会社
　　　　　　　©Shonen Shashin Shimbunsha 2010
　　　　　　　ISBN978-4-87981-334-3　C8637

スタッフ　編　集：岩渕 綾子　DTP：金子 恵美　校正：石井 理抄子　イラスト：五十嵐 綾　マンガ：富士山 みえる／編集長：東 由香

本書を無断で複写・複製・転載・デジタルデータ化することを禁じます。乱丁・落丁本はお取り替えいたします。
定価はカバーに表示してあります。